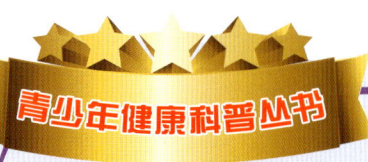

青少年口腔健康

主编 韩志伟 张科科 张 进

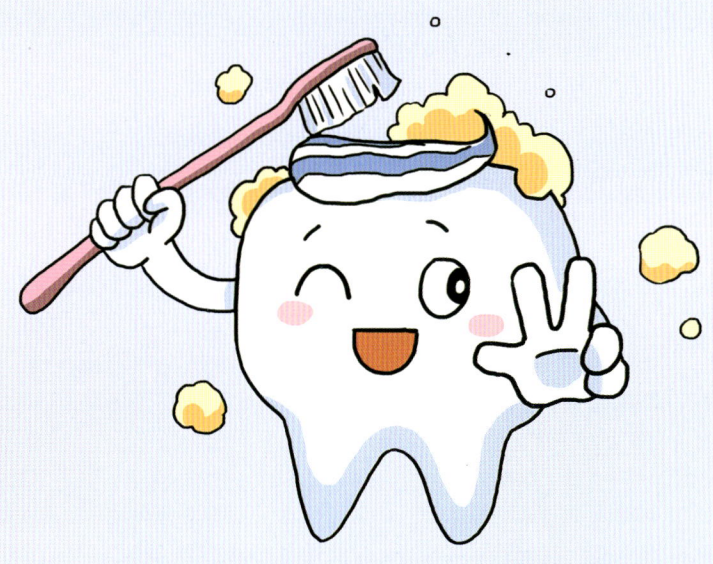

郑州大学出版社

图书在版编目(CIP)数据

青少年口腔健康 / 韩志伟, 张科科, 张进主编.
郑州：郑州大学出版社, 2025.5. -- (青少年健康科普丛书). -- ISBN 978-7-5773-0753-4

Ⅰ. R78-49

中国国家版本馆 CIP 数据核字第 2025TV4822 号

青少年口腔健康

QINGSHAONIAN KOUQIANG JIANKANG

策划编辑	祁小冬	封面设计	苏永生
责任编辑	李 香	版式设计	王 微
责任校对	李 蕊	责任监制	朱亚君

出版发行	郑州大学出版社	地　　址	河南省郑州市高新技术开发区
经　　销	全国新华书店		长椿路11号(450001)
发行电话	0371-66966070	网　　址	http://www.zzup.cn
印　　刷	河南文华印务有限公司		
开　　本	710 mm×1 010 mm　1 / 16		
印　　张	5.25	字　　数	64 千字
版　　次	2025 年 5 月第 1 版	印　　次	2025 年 5 月第 1 次印刷
书　　号	ISBN 978-7-5773-0753-4	定　　价	26.00 元

本书如有印装质量问题,请与本社联系调换。

编委会

主任委员　周　勇　河南省卫生健康委员会
　　　　　　郭万申　河南省疾病预防控制局
副主任委员　刁琳琪　河南省疾病预防控制中心
　　　　　　郝义彬　河南省人民医院
编　　委　赵圣先　河南省卫生健康委员会
　　　　　　代国涛　河南省卫生健康委员会
　　　　　　朱登军　河南省疾病预防控制中心
　　　　　　刘翠华　河南省疾病预防控制中心
　　　　　　韩志伟　河南省疾病预防控制中心
　　　　　　赵东阳　河南省疾病预防控制中心
　　　　　　夏卫东　河南省疾病预防控制中心
　　　　　　董灏彬　河南省卫生健康委员会

本书作者

主　编	韩志伟	河南省疾病预防控制中心
	张科科	郑州大学第一附属医院
	张　进	河南省疾病预防控制中心
副主编	耿玉东	郑州大学第一附属医院
	王　珺	郑州大学第一附属医院
	马华禹	许昌市疾病预防控制中心
编　委	施鹏伟	郑州大学第一附属医院
	袁建桥	郑州大学第一附属医院
	麻颖宜	郑州大学第一附属医院
	卢泰青	郑州大学第一附属医院
	郑智源	河南省疾病预防控制中心

前言

青少年时期是口腔健康的关键窗口期,也是口腔疾病的高发阶段。随着生活方式的转变、饮食结构的改变,比如学习压力增加、精细化及高糖高碳酸饮食增加、口腔卫生习惯不佳等,青少年口腔问题总体呈现"三高一低"的特征,即高患病率、高隐匿性、高行为相关性和低干预率。

与此同时,"口腔-全身健康轴"的医学共识逐渐形成。研究发现,青少年牙周炎与心血管疾病、龋齿与认知发育迟缓均存在显著相关性。在"健康中国2030"规划下,青少年口腔健康已成为公共卫生干预的重点领域。

青少年时期是口腔健康管理意识形成的重要阶段,培养良好的口腔卫生习惯,不仅可以预防多种口腔疾病,还可以节省大量的社会医疗资源。本书旨在以科学、实用、贴近生活的内容,解决当前青少年口腔健康意识薄弱、行为误区多、治疗延误等问题。通过知识普及与行为引导,降低口腔疾病发病率,提升青少年生活质量,为全民健康战略的落实提供基础支持。

编者

2024 年 8 月

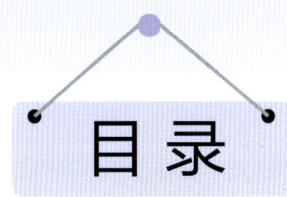

目 录

一　牙齿小知识
1. 认识牙齿 ·· 1
2. 牙齿的结构 ·· 5
3. 牙齿的功能 ·· 7
4. 牙齿的替换 ·· 9
5. 恒牙的分类和数量 ································· 10

二　龋病小知识
1. 龋病的概念 ·· 12
2. 龋病的病因 ·· 13
3. 龋病的危害 ·· 16
4. 龋病的预防 ·· 19
5. 龋病的治疗 ·· 21

三　牙周小知识
1. 牙周组织的组成 ···································· 24
2. 牙龈炎的表现 ·· 24
3. 牙龈炎的病因 ·· 26
4. 牙龈炎的预防 ·· 28
5. 牙龈炎的治疗 ·· 31

四　牙外伤小知识

1. 容易受伤的牙齿 …………………………………… 33
2. 牙外伤的危害 ……………………………………… 34
3. 牙外伤的处理 ……………………………………… 36
4. 牙外伤的预防 ……………………………………… 37
5. 牙外伤的治疗 ……………………………………… 38

五　错𬌗畸形小知识

1. 错𬌗畸形的表现 …………………………………… 42
2. 错𬌗畸形的病因 …………………………………… 42
3. 常见的错𬌗畸形 …………………………………… 46
4. 错𬌗畸形的危害 …………………………………… 51
5. 错𬌗畸形的预防 …………………………………… 52
6. 错𬌗畸形的治疗 …………………………………… 53

六　口腔自我保健小知识

1. 正确刷牙 …………………………………………… 55
2. 正确使用牙线 ……………………………………… 62
3. 合理选择食物 ……………………………………… 66
4. 睡前刷牙后不再进食 ……………………………… 67
5. 杜绝吸烟 …………………………………………… 68
6. 拒绝槟榔 …………………………………………… 69
7. 关注"智齿"健康 …………………………………… 70
8. 定期进行口腔检查 ………………………………… 72

参考文献 ……………………………………………… 74

一 牙齿小知识

1. 认识牙齿

众所周知,口腔的主要功能之一是咀嚼。牙齿作为口腔内的关键器官,承担着咀嚼食物、辅助发音及保持面部正常形态的重要职责。尽管牙齿看似坚固,但其同样存在使用周期和年限。如果在日常生活中忽视对牙齿的维护与保养,秉持"牙齿可以一直使用"或"老掉牙是正常现象"的错误观念,则是对口腔健康的不负责任。

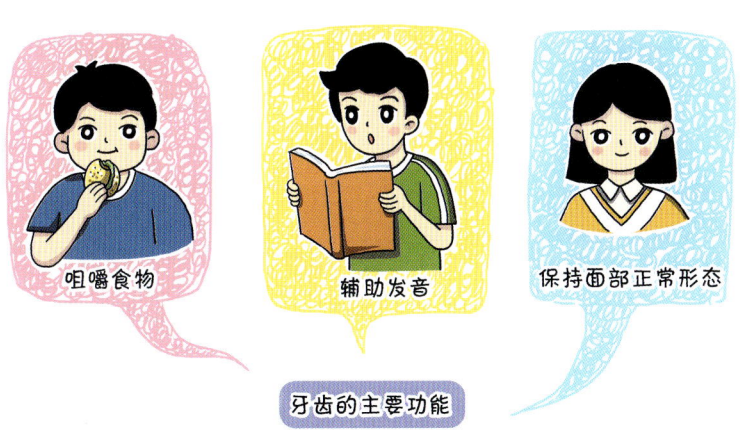

牙齿的主要功能:咀嚼食物、辅助发音、保持面部正常形态

不良的饮食和卫生习惯,会对牙齿造成损伤。即使牙齿天生强健,长此以往也难免不堪重负,进而引发健康问题。对于美食爱好者而言,拥有一口健康的牙齿尤为重要。因此,日常的牙齿保护至关重要,如不用牙齿去咬特别坚硬的异物,避免抽烟,尽量少喝碳酸饮料等。

牙齿是口腔内最容易发生疾病并且肉眼能够观察到疾病表现的器

官,比如,发黑、发黄、有牙洞等,所以,大家总喜欢以"牙"来代表整个口腔。牙齿在口腔中萌出的时间和位置不同,作用也不一样,下面我们就来认识一下牙齿。

人的一生中一共有两副牙齿——乳牙和恒牙。

(1)乳牙

第1次萌出的牙叫乳牙。乳牙一般在出生后6个月左右开始萌出,2岁6个月左右萌出完全,形成乳牙列,共有20颗。6岁左右乳牙便会开始脱落,一般来说,到12岁左右20颗乳牙完成替换。

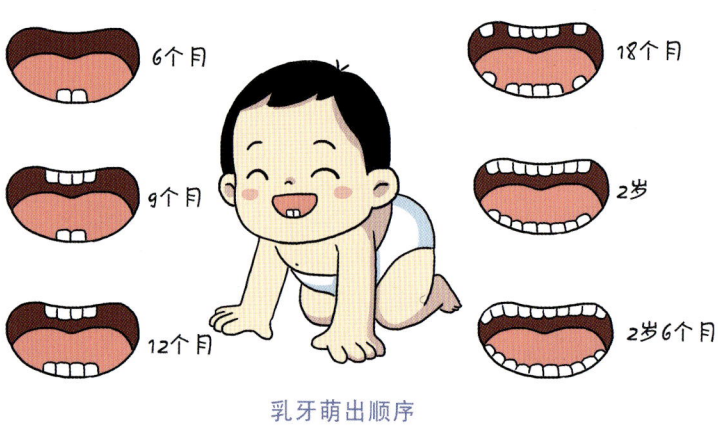

乳牙萌出顺序

正常情况下,乳牙上下半口各10颗,共20颗。上下半口中,中线两侧依次对称分布乳中切牙、乳侧切牙、乳尖牙、第一乳磨牙、第二乳磨牙。

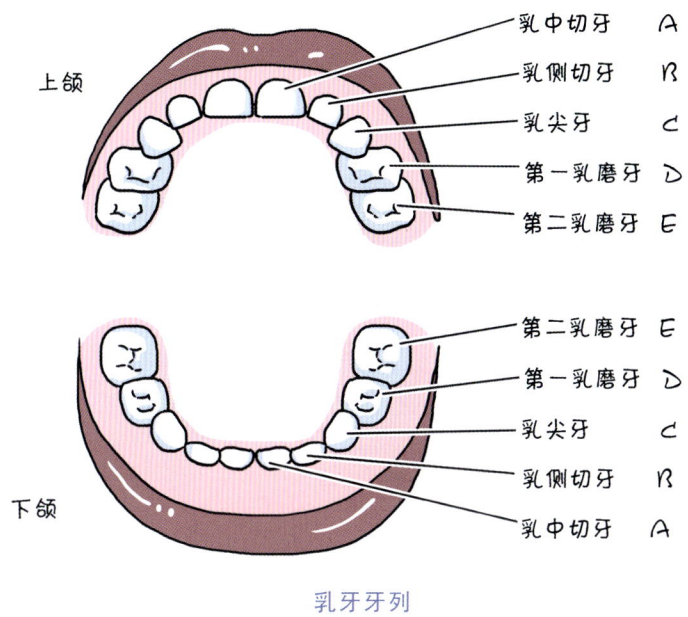

乳牙牙列

（2）恒牙

第2次萌出的牙叫恒牙。6岁左右，乳牙开始逐渐脱落，恒牙开始萌出，替代乳牙；到12岁左右，完成全部乳牙的替换。因此，通常将6～12岁称为替牙殆期，这个时期我们嘴巴里会出现乳牙与恒牙并存的情况，也叫混合牙列期，虽然显得有些乱，但也是生机勃勃，意味着向成人牙列的转换、向恒牙列的迈进。

通常，恒牙上下半口各14颗，共28颗。上下半口中，中线两侧依次对称分布中切牙、侧切牙、尖牙、第一前磨牙、第二前磨牙、第一磨牙、第二磨牙。

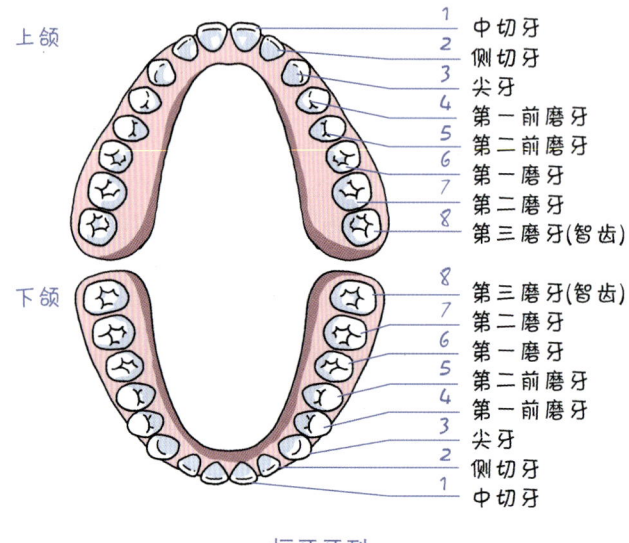

恒牙牙列

第三磨牙,又称"智齿"或"尽头牙",萌出的时间较晚,一般在17岁以后萌出,有的终生不萌出或仅部分萌出,也有先天缺失的情况。因此,成年人一般有28～32颗牙齿。由于现代人进食精细,颌骨受到的咀嚼刺激不够,能正常萌出且能行使咀嚼功能的智齿越来越少见。智齿大多因萌出困难、位置不正、无咀嚼功能或萌出引发的智齿冠周炎反复发作而被拔除。

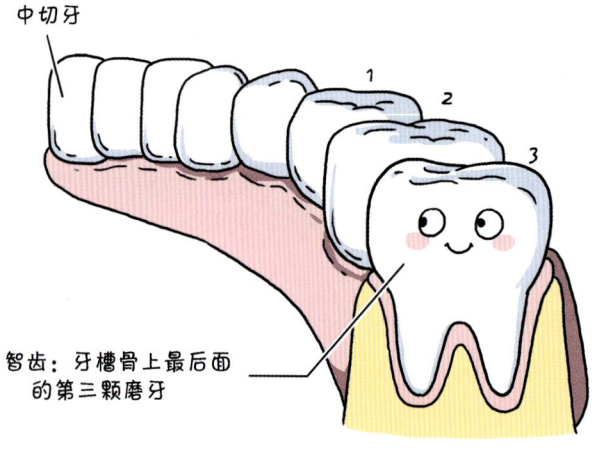

智齿示意图

2. 牙齿的结构

(1)牙齿的解剖学组成

简单来说,不管是乳牙还是恒牙,都由牙冠、牙颈及牙根三部分组成。

1)牙冠:牙冠通常是指牙体暴露在口腔中的部分。肉眼可以观察到牙冠的缺损、变色等情况。

2)牙颈:牙颈指牙冠与牙根交界的部分,被牙龈包绕,也是菌斑、软垢、牙结石容易堆积,引发牙龈、牙周炎症的部位。

3)牙根:牙根指埋在牙槽骨内的部分。通常需借助X射线拍片,方能清晰观察牙根的具体状况,如长短、粗细、是否有炎症。

(2)牙齿的组织结构分层

从组织结构上讲,我们的牙齿是空心的。外层是坚固的硬组织,内层是软组织牙髓。牙冠外层的硬组织由牙釉质和牙本质组成。牙根外层的硬组织由牙骨质和牙本质组成。

1)牙釉质:它是牙冠最外层的白色半透明发亮的组织,也是我们全身最坚硬的组织,其硬度在自然界中仅次于金刚石。一般说来,它是没有感觉的活组织,新陈代谢过程比较缓慢。我们常说的"虫牙"的早期,就是破坏了牙釉质层的矿物质,但并不会感到疼痛,认真观察,可以看到牙釉质早期龋坏发生颜色和透光度的改变,如白垩色及透光度下降。

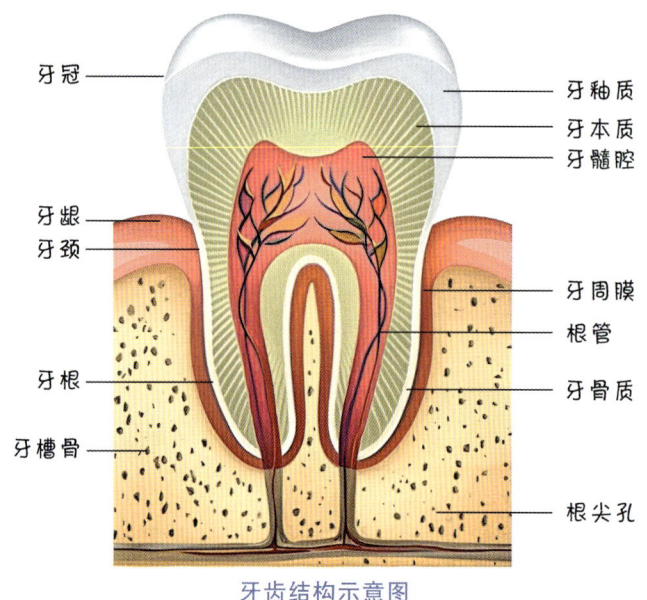

牙齿结构示意图

2）牙本质：牙本质位于牙釉质和牙骨质的内层，也是牙髓腔及根管的侧壁的组成部分。颜色淡黄，硬度低于牙釉质，能感受到外界冷、热、酸、甜等刺激，从而引起疼痛或不适。因此，如果我们的"虫牙"坏到这一层，就会出现不同程度的不适症状。

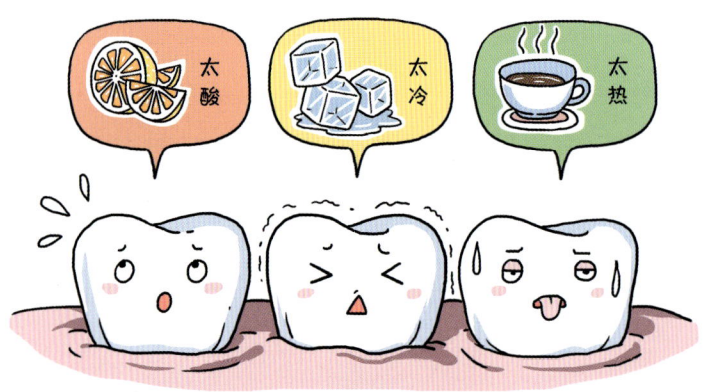

各种刺激

3）牙骨质：它包绕在牙根的外侧，厚度较薄，颜色较黄，硬度类似于身体的骨组织，还具有不断新生的特点。

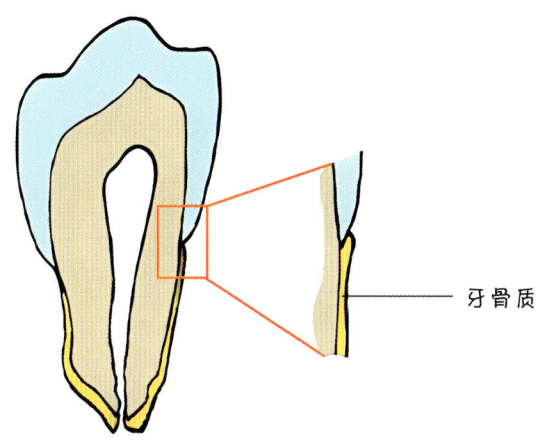

4）牙髓：它位于牙髓腔及根管里面，是牙体组织中唯一的软组织，主要由结缔组织、血管和神经构成，能够与身体的血液循环系统和神经系统相连接。牙髓里的神经组织对外界的刺激特别敏感，可产生难以忍受的剧烈疼痛。俗话说"牙疼不是病，疼起来要人命"一般指的就是牙髓有炎症或者受激引发的剧烈疼痛。

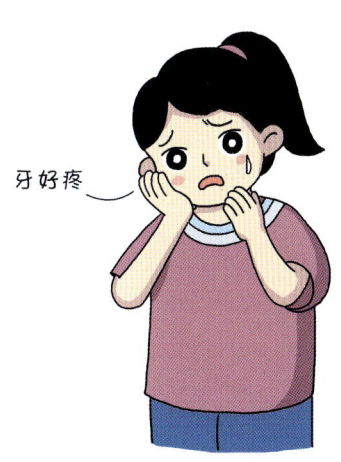

3.牙齿的功能

牙齿不仅有咀嚼功能，还具有辅助发音和保持面部的协调美观等功能。

（1）咀嚼功能

当食物进入口腔之后,需要经过切牙的切割、尖牙的撕裂、前磨牙的捣碎和磨牙的磨细等一系列机械加工过程,同时与唾液相混合,对食物起到部分消化作用。在咀嚼食物时,咀嚼的力量可以通过牙根传到颌骨上,不仅能刺激颌骨的正常发育,还可增进牙周组织的健康。

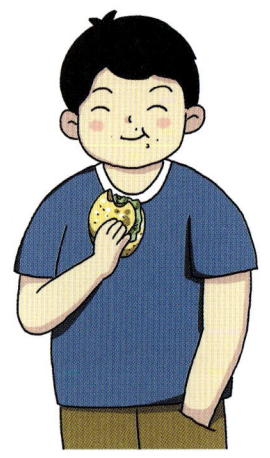

咀嚼功能

（2）辅助发音功能

牙齿、嘴唇和舌头与我们发音说话的关系非常密切。牙的位置以及舌与唇、牙之间的位置关系,对发音的准确性与言语的清晰程度有着重要的影响。例如：前牙缺失,对发齿音,即唇齿音和舌齿音影响很大,有时候缺牙会出现说话漏风的情况。

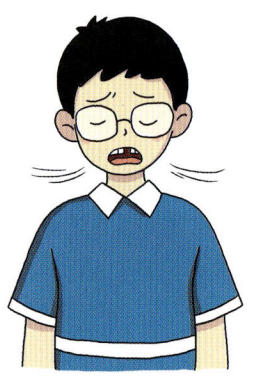

缺牙说话漏风

（3）保持面部的协调美观功能

只有牙齿、牙弓、咬合关系及牙槽骨的位置关系正常才能支持面部软组织,使唇颊部丰满,面部表情自然,形态正常。若缺牙较多,嘴唇和脸颊部会因为失去支持而塌陷,使面相变得衰老,就像我们常见的老爷爷、老奶奶没牙之后的样子——面下三分之一变短、凹陷,软组织皱纹增多、加深,显得一脸沧桑。

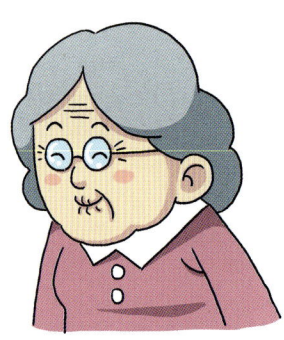

老年人面部塌陷

4. 牙齿的替换

在6岁左右时,会在乳牙列的尽头,开始萌出第一磨牙,也称为"六龄齿",它不需替换任何一颗乳牙,是直接在最后一颗乳牙(第二乳磨牙)后面长出来的恒磨牙,是伴随我们终生的重要大牙。同时它还是整个恒牙列形成的定位基牙,在恒牙列中有非常重要的地位,其他恒牙长出来之后,要以它为标准在口腔里进行排列。

接下来开始准备换牙了,换牙也是有规律可循的,总体顺序是:先前牙,再后牙;先下牙,再上牙。

- 在6~8岁时,中切牙开始替换第一颗乳中切牙,也就是我们常说的前门牙。这个阶段可能会经历一段时间的"说话漏风""吐字不清晰"等情况。

- 在8~9岁时,开始长出侧切牙,逐渐替换乳侧切牙。

- 在10~12岁时,前磨牙开始长出。第一、第二前磨牙分别替换第一、第二乳磨牙。

- 在11~12岁时,上下半口的尖牙逐渐长出,替换乳尖牙。至此,乳牙全部被恒牙替换完毕,替牙期结束。

- 在12~13岁时,开始长第二磨牙。这颗牙齿在第一磨牙后面直接长出来,也不用替换其他乳牙。此时,恒牙列基本形成。

- 17~21岁或更晚,部分人会在第二磨牙后面长出第三磨牙。

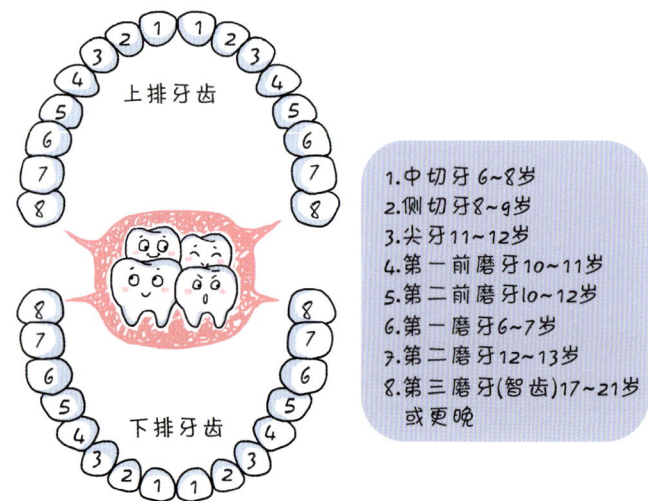

恒牙萌出顺序

5. 恒牙的分类和数量

通常情况下，恒牙有 28～32 颗。恒牙包括中切牙、侧切牙，尖牙，第一前磨牙、第二前磨牙，第一磨牙和第二磨牙。其实大部分人是有智齿的，也就是第三磨牙，有的人智齿可能会长出来，有的人可能先天缺失，或者终身埋藏在骨头里长不出来。

(1) 切牙

切牙俗称"门牙"，位于口腔靠前面的上、下颌骨，呈弧形排列。上、下、左、右4对，共8颗。其特点是，牙冠从唇面看呈"铲形"，从邻面看呈"楔形"，在牙齿颈部最厚，到切缘逐渐变薄。切牙一般有1个牙根。

(2) 尖牙

尖牙位于近口角处，上、下、左、右各有1颗，共4颗。它能支撑口唇使面部丰满。特点是牙冠颜色较黄，呈圆锥形，切缘中央有一突出的牙尖。它也是有1个牙根，长而直，是全口牙齿中牙根最长者。

一　牙齿小知识

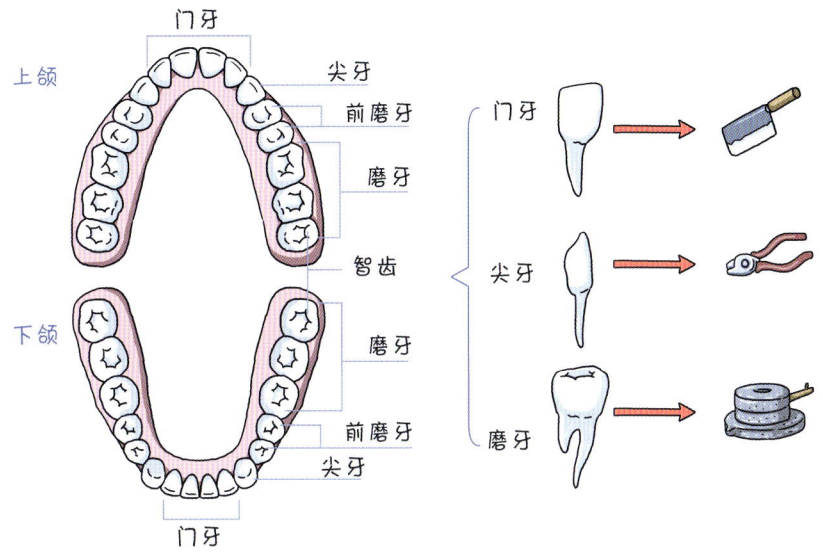

牙齿分类示意图

(3) 前磨牙

前磨牙位于尖牙之后，又称双尖牙、前臼齿。前磨牙挨着尖牙，每个尖牙边上有 2 颗，上、下、左、右共 8 颗。前磨牙的主要作用是协助尖牙撕裂食物，协助磨牙捣碎食物。前磨牙一般有 1~2 个牙根。

(4) 磨牙

磨牙位于前磨牙之后，上、下、左、右共 12 颗，其中 8 颗是肯定有的，剩余 4 颗是第三磨牙，可能长出来也可能不长出来或先天缺失。它的特点是牙冠大，呈立方状，上颌磨牙咬合面呈不正规的菱形，下颌磨牙咬合面呈长方形。其主要作用是把食物磨碎，就像磨盘一样，把食物嚼碎、磨细。上颌磨牙一般有 3 个牙根，下颌磨牙有 2 个牙根。

二 龋病小知识

1. 龋病的概念

龋病,俗称虫牙、蛀牙,是最常见的口腔疾病之一。它是由于牙齿表面的细菌产生酸性物质,牙齿组织被溶解和腐蚀而引起的口腔疾病。它通常表现为牙齿表面的白色斑点或黑色龋洞,早期一般无明显不适,严重时可能导致牙齿脱落。

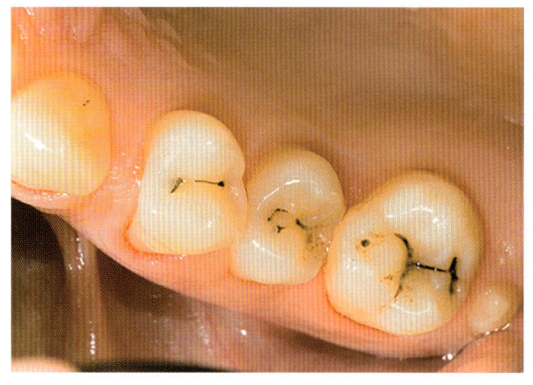

龋病

按龋坏的程度,龋病可分为3种。①浅龋:龋坏限于牙釉质或牙骨质,一般无自觉症状,探查时无反应。②中龋:龋坏侵入牙本质浅层,可有冷、热、酸、甜激发痛和探痛。③深龋:龋坏侵入牙本质深层,但未穿髓,一般均有激发痛和探痛,无自发痛。

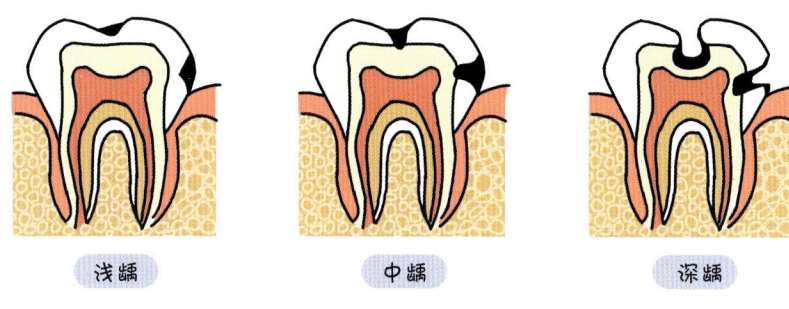

浅龋　　　　　中龋　　　　　深龋

龋病分类示意图

按龋坏的病变类型,龋病可分为 4 种。①慢性龋:病程长,龋坏组织质地较硬,干燥而染色较深。②急性龋:病程短而进展迅速,龋坏组织质地松软,湿润而染色较浅。③静止性龋:龋洞呈浅碟状,龋坏发展非常缓慢或静止,洞常露出坚硬、光滑而着色的牙本质层。④继发性龋:发生在充填物或修复体边缘的龋坏。

2. 龋病的病因

(1) 牙菌斑和致龋细菌

1) 牙菌斑:通过获得性膜使大量细菌黏附于牙面,肉眼不可见,需要在牙面上涂布特殊的菌斑染色剂才能肉眼可见。

2) 致龋细菌:致龋细菌对牙面有较强的黏附力,是能够引发龋病的毒力因子,具有产酸性和耐酸性,易形成菌斑。

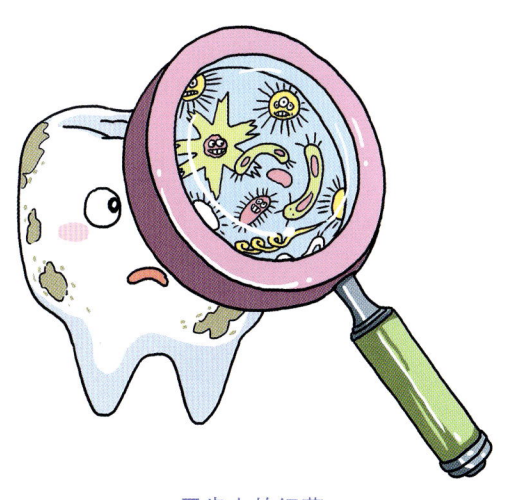

牙齿上的细菌

(2)饮食因素

1)糖(碳水化合物):食糖量愈多,患龋的情况愈严重。摄糖频率高,口腔菌斑长时间保持在酸性环境,常见的儿童餐间、睡前加甜食都会显著地增加龋病的严重程度。并不是只有糖果才会引起龋齿,常见的面包、饼干、蛋糕等食物中由于含有大量的碳水化合物,而细菌可以分解碳水化合物产生酸性物质,也会腐蚀牙齿,引起龋齿。

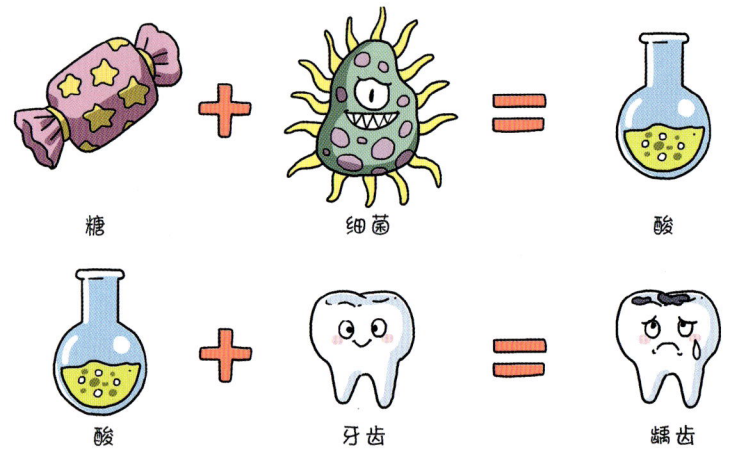

2)氟化物:在发育期,机体摄入适量氟,氟可进入骨和牙齿硬组织,使其形成稳定的氟化磷酸钙晶体,增强牙釉质抗酸溶解性。在牙齿萌出后,定期去医院涂布氟保护漆等氟化物,局部作用也可以增加牙齿的抗龋能力。

二 龋病小知识

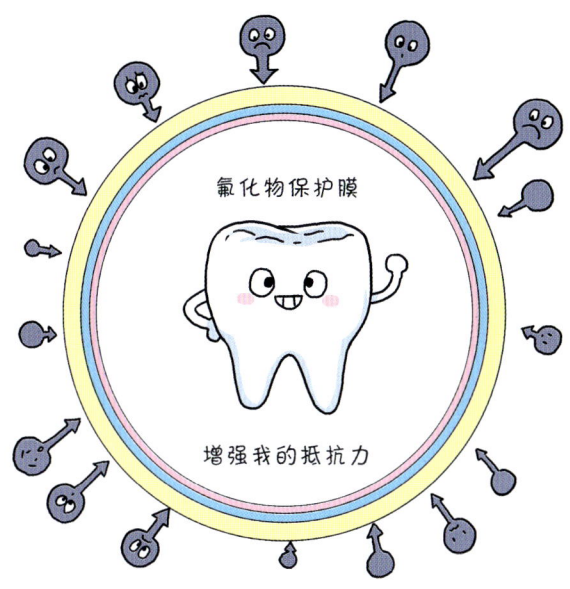

氟化物的保护作用

（3）宿主

影响发病的宿主因素主要包括牙齿、唾液和机体全身状态。

1）牙齿是致龋微生物的宿主，其解剖结构、理化特性和排列与对龋病的易感性，以及与细菌的黏附和菌斑的形成都有密切关系。

2）唾液，也就是我们常说的口水，是唾液腺分泌至口腔中的混合性液体，对维持口腔正常 pH、保持牙面完整性和促进已脱矿牙硬组织的再矿化等有重要的影响。唾液偏少、偏黏稠、流速低也会影响唾液对牙面的清洁和再矿化作用，从而导致龋病的发生、发展。

3）机体全身状态：儿童时期全身营养不足，出现钙、磷、维生素、蛋白质的缺乏及代谢紊乱，会严重地影响牙齿发育和矿化，从而增加龋病的易感性，可显著提高龋病发病严重程度。

（4）时间

龋病发病的每一过程都需要一定的时间。

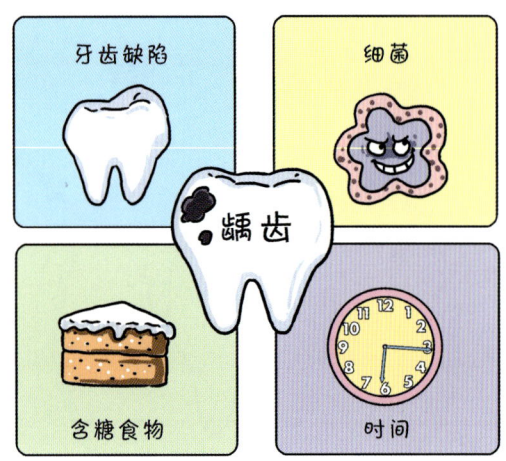

龋病形成的四因素

3. 龋病的危害

(1) 儿童龋齿的危害性

1) 牙体缺损,涉及多个乳磨牙时可降低咀嚼功能。

2) 龋洞内食物残渣滞留,细菌聚集,使口腔卫生恶化,导致恒牙发生龋病。

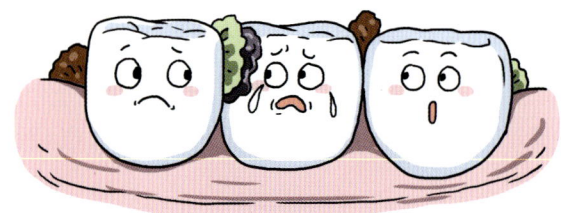

食物嵌塞

3) 乳牙根尖周炎影响继承恒牙牙胚,造成其牙釉质发育及正常萌出障碍。

二 龋病小知识

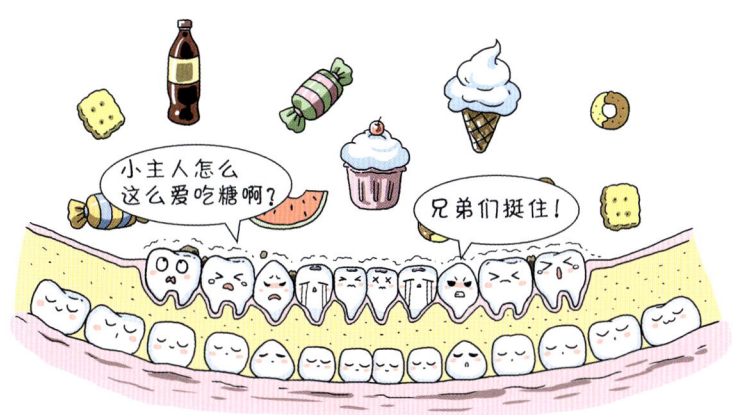

乳牙龋病影响恒牙

4）乳牙因龋病早失,造成恒牙间隙缩小,恒牙因间隙不足发生位置异常。

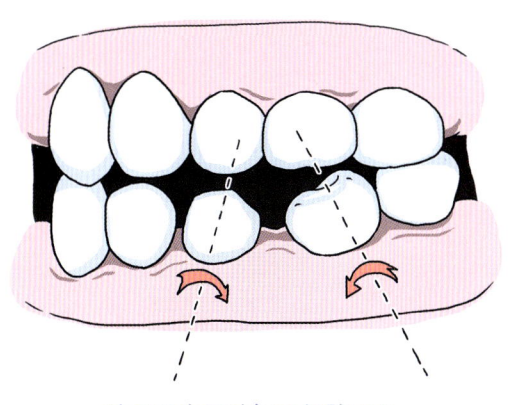

乳牙早失导致恒牙间隙不足

5）乳牙龋病破损的牙冠易损伤局部的口腔黏膜组织。

6）乳牙龋病严重,造成咀嚼功能降低,影响儿童的营养摄入,对生长发育造成影响。

7）乳牙龋病发展为根尖周炎,可作为病灶牙使机体的其他组织发生病灶感染。

8）乳牙龋病会影响牙齿美观和正确发音。

(2) 青少年及成人龋齿的危害性

1）龋洞未及时修复，病变进一步向深层发展，可以感染牙髓组织和根尖周组织，引起牙髓炎、根尖周炎和颌骨骨髓炎等并发症，引起剧烈的疼痛和组织破坏，严重时局部肿胀。

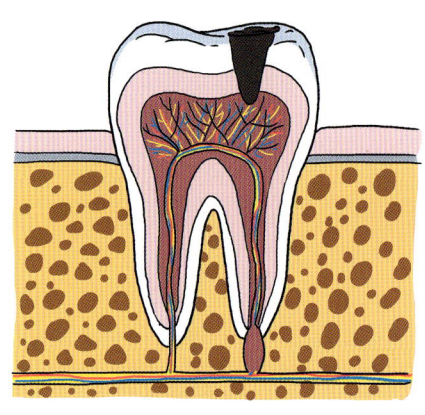

龋病导致进一步感染

2）牙体硬组织的进行性破坏，可造成牙冠的缺损，成为残冠，导致牙齿丧失，不仅破坏咀嚼器官的完整性，而且影响机体的消化功能。

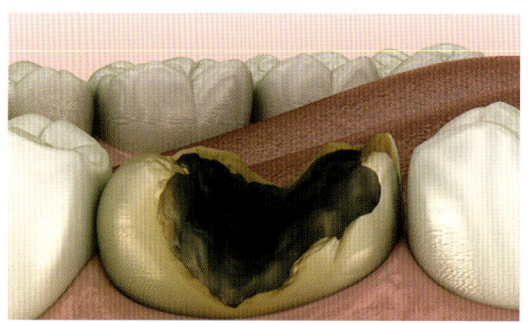

龋病导致残冠

3）龋病及其并发症,如坏死的牙髓、各型根尖周炎和牙髓牙周联合病均能成为病灶,在一定条件下可引起远隔脏器的感染。

4）龋病还会影响青少年的咀嚼功能和口腔美观,对其自信心和社交生活造成负面影响。

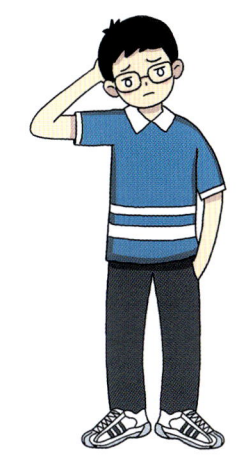

青少年自卑

4.龋病的预防

（1）消除有关致龋因素,改善口腔环境

控制菌斑是预防龋病的重要方法之一,可采用以下方法。

1）机械法:用牙刷、牙膏、牙线、牙间隙刷或牙间清洁器等清洁牙齿。

刷牙注意事项

措施	建议
刷牙频率	2次/天（早晨和睡前）
含氟牙膏用量	<2岁：一薄层,半个豌豆大小 2~6岁：豌豆大小 >6岁：牙刷头长度
刷牙时间	最少2分钟
刷牙后	吐去牙膏,不要用水冲洗
监督刷牙	直到8岁

2）化学法:利用化学杀菌剂,如0.2%葡萄糖酸洗必泰溶液含漱,或者酶制剂,如葡聚糖酶,抑制、干扰菌斑形成。

（2）提高牙齿抗龋能力

1）主要是利用氟。通过使用含氟牙膏、牙齿涂氟、窝沟封闭（乳磨牙于3~4岁，第一磨牙于6~7岁，第二磨牙于11~13岁最适宜封闭）等方式。

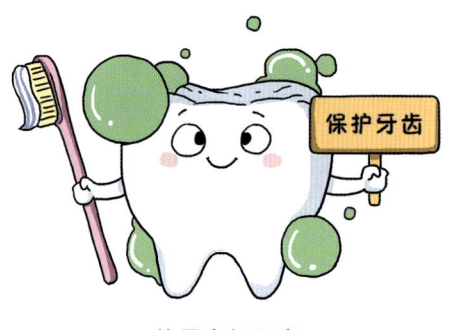

使用含氟牙膏　　　　窝沟封闭治疗

2）加强口腔保健，合理开展防龋工作。对于学龄前儿童，建议每3~6个月进行一次口腔检查，青少年及成人则每6~12个月进行一次口腔检查。

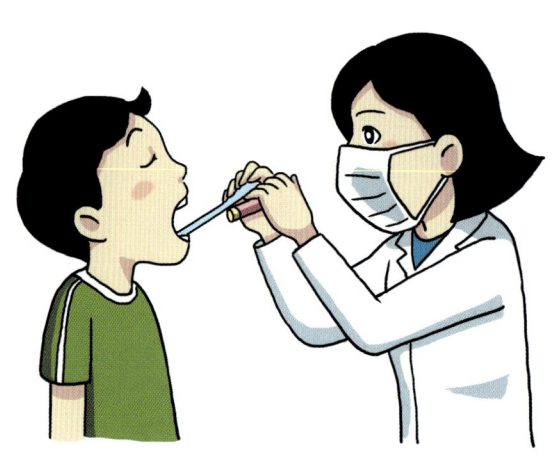

口腔检查

3)适当的营养、良好的口腔卫生、少吃零食等,都可以减少患龋病的风险。

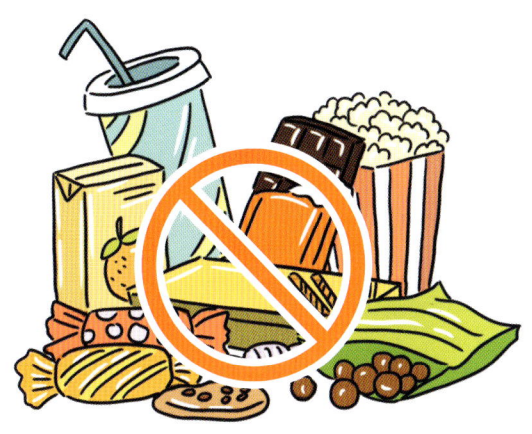

少吃甜食

5. 龋病的治疗

(1)龋坏组织磨除法

龋坏组织磨除法适用于龋坏面积比较广泛的情况,例如,整个咬合面龋坏以及牙釉质或牙本质层剥落,难以制成补牙洞形的牙齿。磨除尖锐的牙尖、牙边缘和表层龋坏组织,达到阻止牙齿继续龋坏的目的。

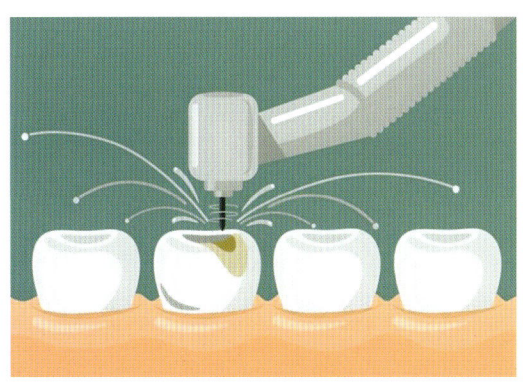

磨除龋坏组织

（2）药物疗法

药物疗法适用于龋坏比较浅，还没有形成龋洞的初期龋。常用的药物是氨硝酸银。使用氨硝酸银棉球涂擦龋坏病变组织，形成蛋白银和还原银，沉积到牙本质小管内，填塞牙本质小管，并杀灭牙本质小管内的细菌，终止龋病发展。

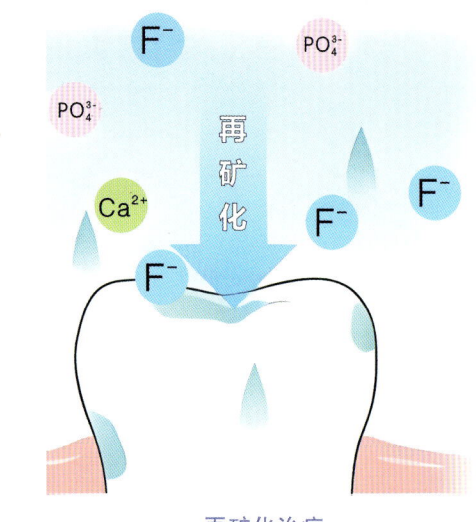

再矿化治疗

（3）龋坏组织再矿化法

龋坏组织再矿化法仅适用于初期龋。通过人工配制的含钙、磷、氟化物的矿化液作用于牙齿，使牙齿病变区组织发生矿物化，这种过程称为再矿化。

（4）龋坏组织充填法

龋坏组织充填法是治疗龋坏组织最常用的方法，适用于牙齿龋坏后能制作固位洞形的牙齿。根据补牙洞形将充填材料固定在牙齿上，修复牙齿的缺损，恢复其功能，并保持牙齿外形及牙列的完整性。

二 龋病小知识

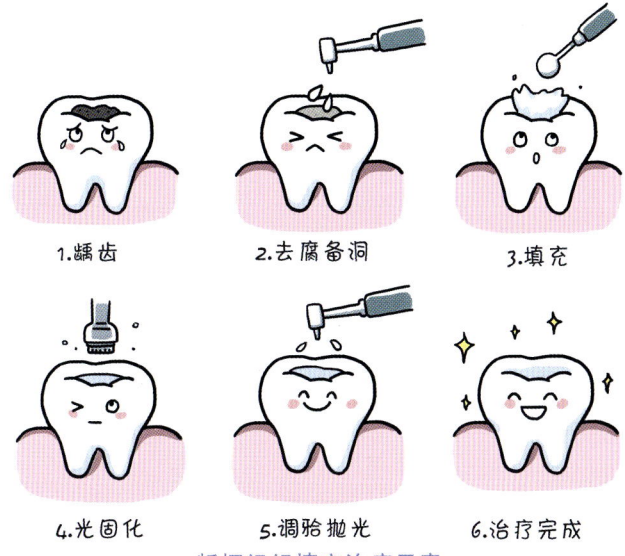

龋坏组织填充治疗示意

三 牙周小知识

1. 牙周组织的组成

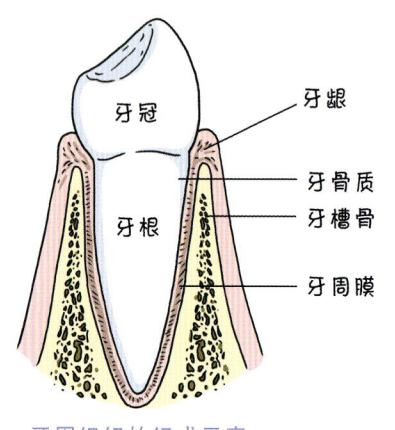

牙周组织的组成示意

首先让我们来认识一下牙周组织。牙周组织是指包裹在牙齿周围的组织结构,包括肉眼能看见的牙龈和肉眼不能看见的牙周膜和牙槽骨。

牙龈是口腔黏膜的一部分,紧贴于牙颈周围及邻近的牙槽骨上,血管丰富,呈淡红色,坚韧而有弹性。

牙周膜是介于牙槽骨与牙根之间的致密结缔组织膜,具有稳定牙根、缓解咀嚼时所产生压力等作用。

牙槽骨是上、下颌骨包围和支持牙根的部分,也被称为牙槽突。容纳牙根的窝被称为牙槽窝,牙槽窝的内壁称为固有牙槽骨。

牙骨质覆盖于牙根表面,虽然是牙体组织的一部分,但它参与牙周病变的发生和修复。受损后新生的牙骨质来源于牙周膜细胞,所以它是牙周组织的一部分。

一旦牙周组织受到损伤,牙齿就会发生各种疾病,最常见的疾病就是牙龈炎。

2. 牙龈炎的表现

牙龈炎是局限于牙龈组织的一种疾病,儿童和青少年多见,患病率可达 70%~90%，在青春期达到高峰。牙龈炎不破坏牙周膜和牙槽骨。牙龈炎的主要表现如下。

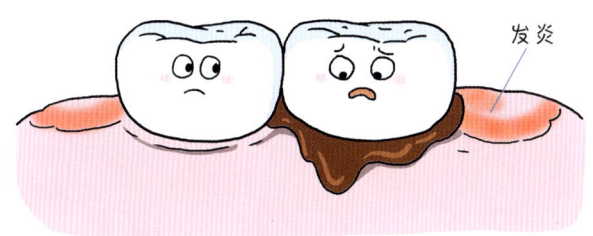

(1) 牙龈出血

牙龈出血是牙龈炎最常见的表现，多在刷牙和吃东西时发生。

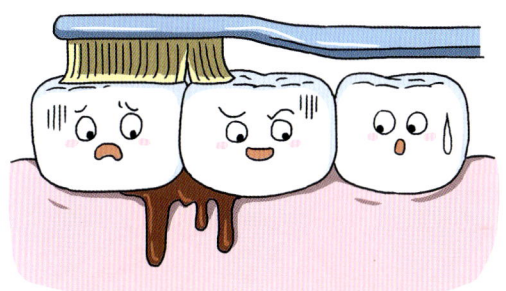

(2) 牙龈颜色改变

正常牙龈呈粉红色，患牙龈炎时牙龈颜色变为深红或暗红色，牙龈表面光亮，龈乳头更明显。

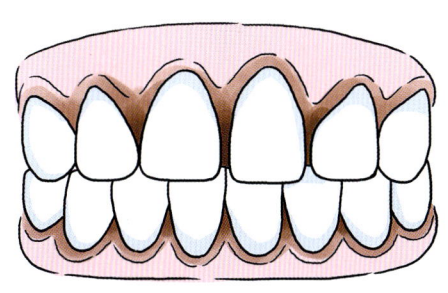

(3)牙龈外形、质地改变

患牙龈炎时牙龈乳头变得圆钝肥大,表面光滑且松软脆弱,龈缘变厚,缺乏弹性,不再与牙齿表面紧贴。

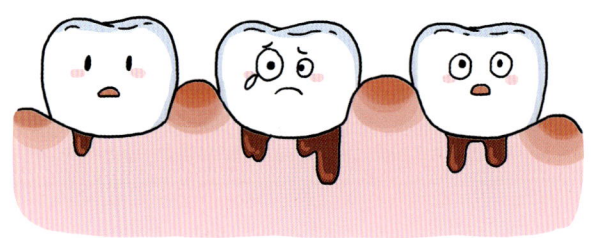

(4)探查牙龈易出血

健康的牙龈在刷牙和探查龈沟时均不引起出血,患牙龈炎时医生用牙周探针轻探牙龈就会出血。探诊后出血是诊断牙龈炎的重要依据。

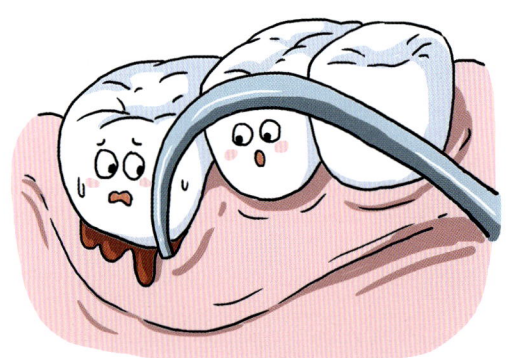

3. 牙龈炎的病因

(1)牙菌斑

牙菌斑是附着在牙齿周围的一层黏且未矿化的细菌性物质,是牙龈炎的始动因子。

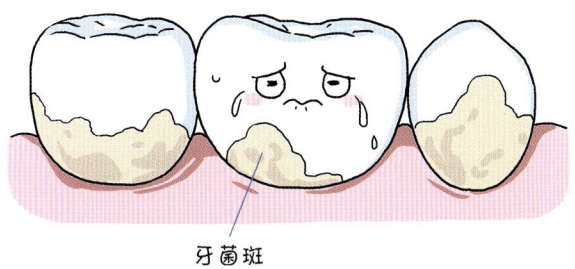

牙菌斑

(2) 牙结石

牙菌斑不能被水冲去或漱掉,会被矿化变成牙结石。

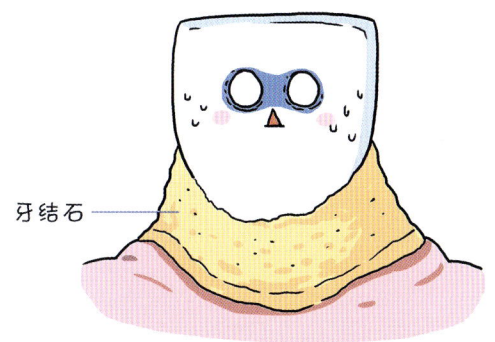

牙结石

牙结石表面会吸附大量的细菌,其清除更加困难。另外,牙结石本身也会刺激周围的牙龈。牙菌斑和牙结石在牙面上停留越久,对牙龈的刺激就越大,于是导致周围牙龈组织发炎。

大家一定要养成保持口腔卫生的习惯,好好刷牙不能忘哦!

(3) 其他因素

牙列拥挤、食物嵌塞、不良修复体的刺激是牙龈炎的局部因素,会加重牙龈炎。

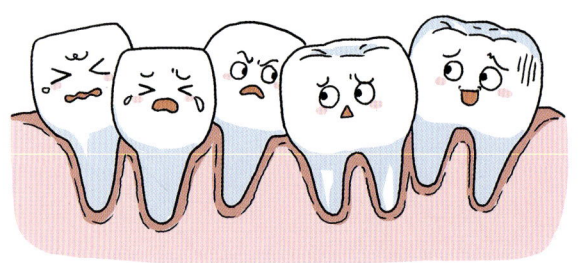

牙列拥挤

4. 牙龈炎的预防

口腔卫生与牙龈炎的发生有很大关系,保持口腔卫生的方法中,刷牙最重要。

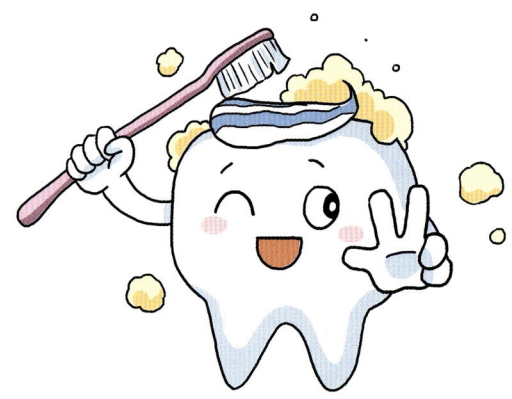

(1)掌握正确刷牙方法

掌握正确的刷牙方法对牙龈炎的预防至关重要。刷牙时,将牙刷放在牙龈缘与牙齿交界处,与牙体长轴呈45°角倾斜,轻轻拂刷。由后向前清洁牙龈缘,依次清洁牙齿的内、外面;再将牙刷平放在咀嚼食物的牙面上进行清洁。注意:刷上前牙舌面时,将刷头竖放在牙面上,使前部刷毛接触龈缘,自上而下拂刷;刷下前牙舌面时,自下而上拂刷。

三 牙周小知识

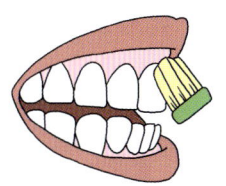
1.上牙从上往下刷

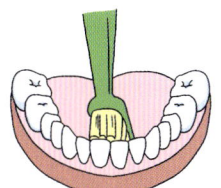
2.下牙从下往上刷

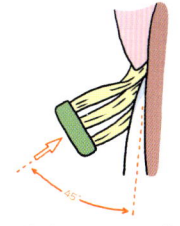
3.牙刷与牙面呈45°角

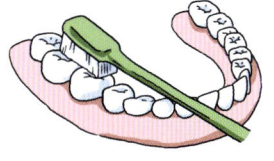
4.刷咀嚼食材的牙面

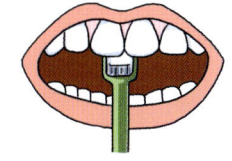
5.刷上前牙内侧时，从上往下

刷牙步骤示意

（2）合理饮食与口腔锻炼

在日常生活中，可以多吃一些含有粗纤维的食物，通过充分咀嚼这些食物来刺激唾液分泌，从而达到冲刷污染物和确保牙齿清洁的目的。另外，吃饭的时候需要双侧咀嚼，两边都要用，避免两侧面部发育不对称。

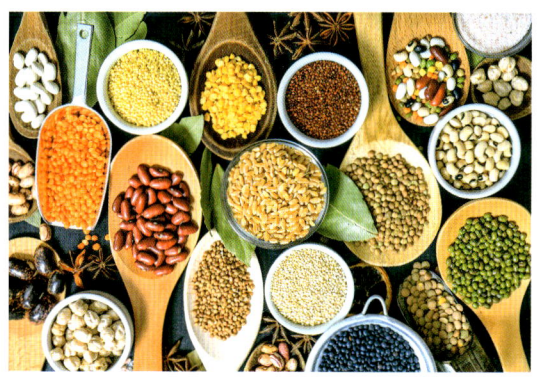

含有粗纤维的食物

不能吃过硬的食品,尽量避免食用辛辣刺激的食物,少吃一些煎炸食物。在吃完食物之后还需要及时清洁牙齿。

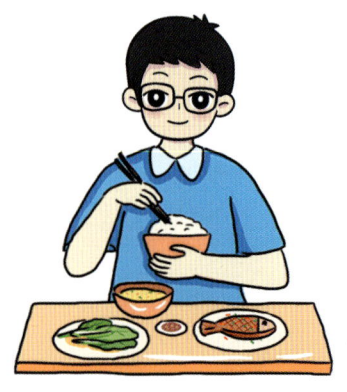

合理膳食

 小贴士

> 日常生活中使用普通软毛牙刷即可满足口腔清洁的需要。在刷牙的时候需要重视容易堆积牙垢的牙龈边缘,将牙刷倾斜45°角,紧贴牙龈和牙交界的位置,从牙龈朝牙冠方向刷牙。

(3)消除局部刺激因素

牙列拥挤、食物嵌塞和不良修复体等是诱发牙龈炎的局部因素,及时消除这些危险因素是预防牙龈炎的关键措施,同时应注意定期复查。

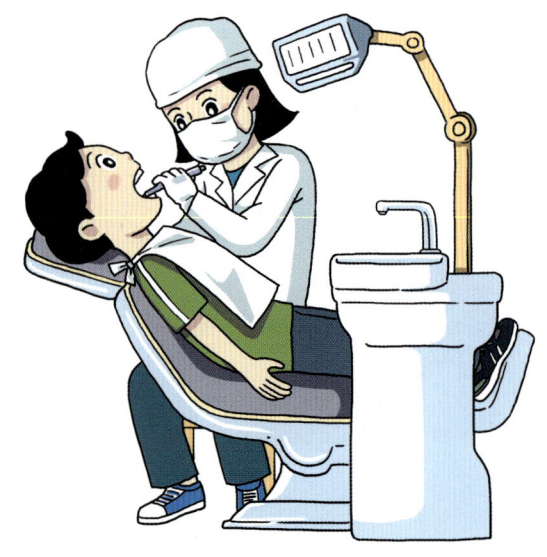

消除局部刺激因素

5. 牙龈炎的治疗

(1)龈上洁治术

龈上洁治术就是我们通常所说的"洗牙",是治疗牙龈炎最常用的手段,能够有效去除牙齿周围的牙菌斑、牙结石、色素,维护牙齿的健康。通常建议半年至一年进行一次常规"洗牙"。

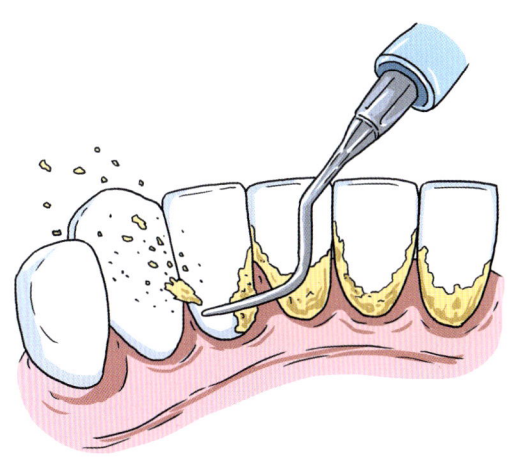

龈上洁治术

(2)药物治疗

急性期的牙龈炎患者可口服适当的抗生素。牙龈出血严重或者口臭明显时,一定要及时就医。若不能及时就诊,可辅助使用一些医用漱口水,能起到一定的消除牙龈炎症、保持口腔清洁的作用。但是漱口水不可长期使用,否则会对口腔的菌群造成不利影响。

(3)定期复查

牙龈炎治疗后的定期复查非常重要。我们要密切关注自己的口腔健康状况,做到有问题及时处理。通常建议青少年患者半年到一年复查一次。

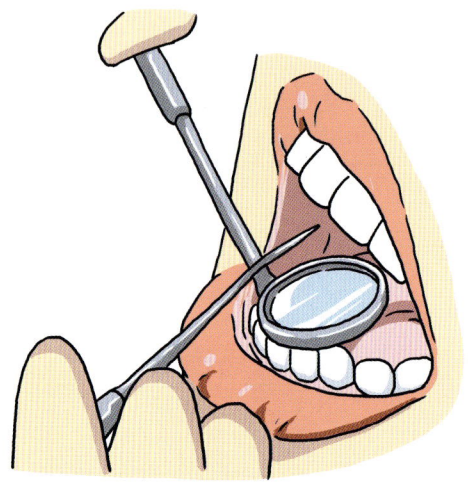

定期复查

四 牙外伤小知识

随着社会经济的发展,交通工具逐渐发生变化,生活环境也发生了巨大的改变。青少年运动、游戏的内容向多样化、刺激性发展,如平衡车在孩子中较为流行,但平衡车失衡或失控造成的牙齿受伤越来越多见。在生活区里,随处可见的健身器材渐渐成为青少年的"牙齿杀手"。因为健身器材大多依照成年人身高、体重设计,儿童和青少年容易失去平衡跌倒受伤。因此,牙外伤有增加的趋势。

1. 容易受伤的牙齿

一切机械力造成的人体损伤都可称作外伤。碰撞、跌倒、交通事故时的撞击都会造成牙齿和牙齿周围组织如牙龈、牙周围骨头的损伤。

每逢天气异常,如雨雪天气,较容易有牙外伤的发生。年龄较大的一些青少年在进行对抗性较强的运动,如篮球、足球时,也容易有牙外伤的发生。

切牙(门牙)由于处在面部较为突出的部位而容易受伤,多见于上中切牙,其次为上侧切牙,下前牙比较少见。门牙不齐或突出时更易造成门牙受伤。一些过于突出的门牙造成嘴唇闭合不全,更是牙外伤的高危因素。

尖牙因为位置稍靠后,与后牙相似,有面颊部软组织的保护,除非直接的剧烈打击,否则较少受伤。

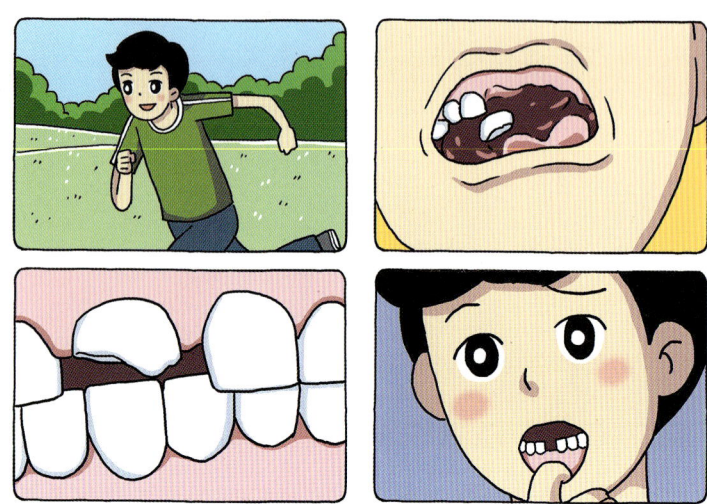

牙外伤示意

受伤时下颌着地容易伴有后牙的损伤。在就诊时要及时告知医生受伤的方式和部位,方便医生仔细检查,避免遗漏。

2. 牙外伤的危害

(1)乳牙外伤的危害

1)乳牙外伤造成牙齿移位较常见,移位就是牙齿不在原来的位置,牙冠看起来较之前变长、变短、变倾斜、凸向嘴唇或者偏向舌头。乳牙移位约占乳牙外伤的80%。

2)乳牙牙根和未萌出恒牙的种子都埋在颌骨里,所以一些乳牙外伤会对继承恒牙的发育和萌出造成影响。例如:恒牙发育停滞、牙冠发育缺陷造成牙齿表面坑坑洼洼、牙根弯曲,牙冠和牙根角度异常,萌出有困难或萌出方向发生改变。

3)婴幼儿时期,牙外伤造成牙齿极度松动,如果牙齿脱落并误入呼吸道,可危及生命。

4）乳牙的折断和松动还可以继发牙龈的肿疼。若肿胀反复发作，也可以影响恒牙的发育和萌出。

5）外伤造成的乳前牙提前脱落，不仅对小朋友的发音造成影响，比如说话不清楚，而且因缺牙影响美观造成小朋友出现自卑心理。

（2）恒牙外伤的危害

1）恒牙外伤可造成牙齿折断、松动、移位，影响咀嚼功能。牙齿折断较常见，占恒牙外伤的40%~60%。

2）牙冠缺损较少时可能有牙齿敏感，比如说话或吹冷风时牙齿痛、咬东西疼痛等症状；牙冠缺损较多时可造成牙髓暴露、出血，牙齿松动；移位严重时可造成牙根根尖牙髓和血管的损伤。如果牙髓组织损伤严重或处理不当，会造成牙髓炎，引起牙疼，甚至根尖周组织炎症引起肿胀和疼痛，严重时影响恒牙牙根的正常发育，甚至导致牙齿过早丧失，对青少年的咬合发育产生影响。

3）牙齿缺损严重或外伤导致牙齿缺失时，如果不能及时把缺损的牙体组织或牙齿修复起来，可以导致牙齿在整个牙列中三维间隙的丧失，如对拾牙会伸长，邻牙会向缺牙间隙倾斜，造成牙齿不齐等错拾畸形，成年后想种植牙或者选择其他修复方式都较为困难。

4）牙外伤还可伴发牙齿支持骨组织和牙龈黏膜组织的损伤。如果损伤严重或处理不当，可引发感染、瘢痕和组织畸形等不良后果，影响身心发育。严重牙外伤可能还需要口腔修复、口腔正畸、牙周科等联合治疗，治疗复杂、疗程长。

另外，年轻恒牙外伤后，由于青少年处于生长发育期，治疗方法及预后常不确定，彻底完成治疗常常要等到18岁之后，所需费用高，医疗负担较重。

3. 牙外伤的处理

完全脱出牙槽窝的乳牙一般不再植回口腔中,但可以带着一起到医院就诊,方便医生诊断。乳牙一般不再植是因为乳牙牙根短以及要避免误吞误吸的风险。

完全脱出牙槽窝的恒牙是可以再植回口腔内的,离体时间是牙齿再植是否成功的关键,所以要尽快把脱落的牙齿放回牙槽窝里。对于完全磕掉的牙齿,可以手拿牙冠部,不要触碰牙根,用流动的水简单冲洗掉牙根表面的尘土和污物,把牙齿塞回牙槽窝内,咬一块棉花或纸巾,不要说话,避免牙齿再次脱落,尽快到医院进一步诊治。若牙根表面有冲洗不掉的污物,也可把脱落的牙齿泡在生理盐水或冷牛奶中,或者用保鲜膜或保鲜袋包好,尽快去医院就诊,最好在15分钟内到达医院。千万不要用纸巾包着脱落的牙齿拿到医院,因为牙根表面有很多细胞,再植牙能否成功依赖于这些细胞是否有活性。湿润保存有利于牙根表面细胞存活,干燥保存会引起细胞迅速坏死。当然也不能用清水保存脱落的牙齿,因为细胞在清水、纯水或矿泉水等低渗液体中会过多吸收水分而胀破,不利于牙齿再植成功。

对于磕断的牙齿,可以把捡到的牙齿断片带到医院,医生会根据情况把断片粘回到剩余的牙齿上。

四　牙外伤小知识

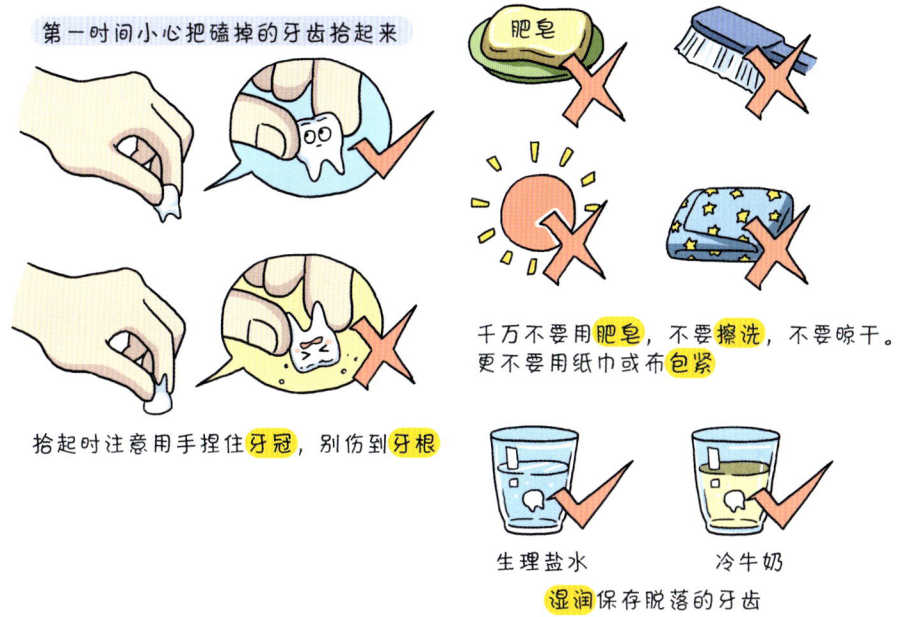

4. 牙外伤的预防

平时最好穿不滑的胶底旅游鞋、运动鞋。

遇到雨、雪等恶劣天气时要慢行,走路专心,不看手机。

尽量不使用成人的交通工具、健身器材。

参加体育活动和游戏时,先熟悉场地的情况,避免盲目冲撞、奔跑。

同伴之间不追逐打闹,不用石子、碎砖等危险物品互相投掷。

在进行滑板、滑轮等高速度、高风险运动,以及篮球、足球、滑冰等容易跌倒、撞击导致牙外伤的高强度、对抗性运动之前,最好佩戴头盔、运动防护牙托等防护用具,尽量减少牙齿受伤的危险。

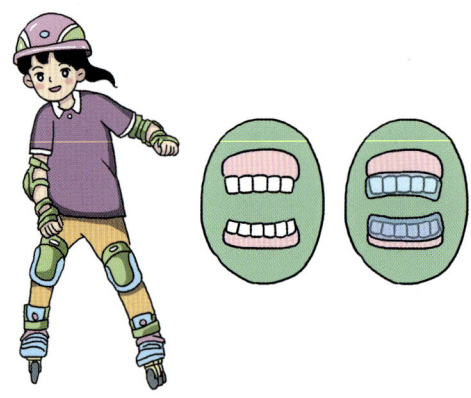

保护性牙套示意

用口呼吸、前牙前凸、开唇露齿等错𬌗畸形的青少年应尽早进行早期矫治。

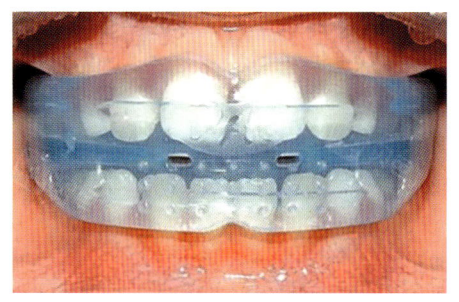

错𬌗畸形早期矫治示意

5. 牙外伤的治疗

(1) 乳牙外伤处理

乳牙外伤的治疗较为简单,总的原则就是将乳牙外伤对继承恒牙生长发育的影响降到最低。因此,只要乳牙受了外伤,即使没有明显的移位,只是牙龈出血或轻微松动,也最好到医院让医生进行检查,必要时做处理,以免影响饮食或发生误吞误吸。当受伤乳牙在外伤后一段时间出现变色、肿胀或疼痛时,极有可能是牙髓发生了坏死或炎症,应及时去医院就诊,避免炎症反复,影响换新牙。当受伤牙临近替换时,可以到医院进行拍片检查,看恒牙胚的发育和萌出情况,以便医生尽早处理。对于全脱出的乳牙,一般不进行再植,要尽早干预前牙缺失对美观、发音造成的不良影响。

(2)恒牙外伤处理

恒牙外伤的治疗比较复杂。10岁以前,恒前牙尚未发育完全,牙根的长度、牙根硬组织的厚度都和成熟恒牙有差异,因此这个时期的恒牙叫年轻恒牙。10岁以后恒前牙发育成熟度接近于成人,所以叫成熟恒牙。年轻恒牙的发育成熟依赖于恒牙的牙髓,对于受伤的年轻恒牙要尽可能保存牙髓的活力,从而有助于牙齿的发育成熟,提高牙齿在口腔中存留的时间。青少年咬合发育未完全,牙龈包绕牙颈部的位置会随生长发育而有变化,因此修复成人的缺牙或缺损牙体组织的方式不适合青少年。18岁之前的修复方式都是临时的、过渡性的,到18岁之后才可以进行种植或其他永久修复,如做烤瓷、全瓷牙冠等。18岁之前,受伤牙齿的牙髓状况稳定后,每半年或一年定期复诊一次。

当受伤恒牙牙冠完整,表面有釉质裂纹时,这个裂纹在强光下是可以看到的,一般没有明显疼痛不适,可以不做处理,但要避免咬硬物。

当受伤恒牙牙冠硬组织有缺损,但牙髓未暴露时,可以把缺损部分的完整牙齿断片粘回去或者用树脂等补牙材料修复缺损的牙冠,18岁后再进行永久修复,如做牙冠或贴面,同时定期观察随访牙髓的状态,若有肿、痛等牙髓炎症状出现,需要对牙髓进行治疗,如根管治疗术等。粘接牙齿断片或充填材料修复后都要避免用患牙咬物(不论物体软硬),以免粘接部分脱落。

当受伤恒牙牙冠硬组织有缺损伴牙髓暴露时,需要处理暴露的牙髓,如部分去除牙髓的治疗,或去除全部牙髓的治疗,然后再修复牙冠的缺损。同样,永久修复也要等18岁以后。

当受伤恒牙折断且同时波及牙冠和牙根时,治疗就比较复杂,可能还需要口腔修复、口腔正畸、牙周科等联合治疗,治疗疗程长,预后不佳。

当受伤恒牙牙根折断时,常采取固定患牙的方法,促进患牙断端愈合,当有肿、痛等牙髓炎症状出现时,再对牙髓进行治疗。

有移位的牙齿,比如部分脱出和侧方移位的牙齿,早期就诊,医生将外伤牙复至原位后固定;挫入变短的牙齿,尚未发育完全的患牙可以观察,等待自行萌出;已发育完全、无再萌出潜力的患牙可以正畸,缓慢牵引复位或外科手法即刻复位后固定。

对于全脱出的恒牙,治疗的方法是牙再植术,就是把外伤脱出的牙放回之前的牙槽窝里,然后固定,根据牙齿发育情况、保存介质、离体时间等决定是否去除牙髓。

牙外伤伴发的牙周围支持骨损伤需要适当延长患牙的固定时间,并且密切观察外伤牙牙髓的情况,有自发痛、夜间痛、肿胀等及时就诊。

伴发牙龈和口腔黏膜的挫伤一般不需要特殊处理,擦伤和撕裂伤需要医生清创、清除异物。若伤口污染严重,还应该注射破伤风抗毒素,配合口服抗生素。如果有大片的软组织缺损,可能还需要到整形外科就诊。一般的软组织损伤1周左右愈合。

遵循医嘱,受伤后还应注意以下几点:首先,要吃软的食物,千万注意不要嚼硬的东西,这会加重牙齿的损伤。其次,要注意保持口腔卫生,饭后用软毛牙刷刷牙,千万不要因为牙齿受伤而不刷牙。若受伤较严重,刷牙时疼痛,可以用棉签擦拭受伤牙齿,其他区域的健康牙齿还

四 牙外伤小知识

是要正常刷的,保持整个口腔的卫生,有助于牙龈和软组织伤口的愈合;还可以每天用漱口水或者盐水漱口2次。最后,应该定期复诊,让医生及时了解患牙的变化,调整治疗方案,以便达到最好的治疗效果。若复诊日期未到,牙齿有疼痛、肿胀、充填物脱落等突发状况,应尽早就诊。

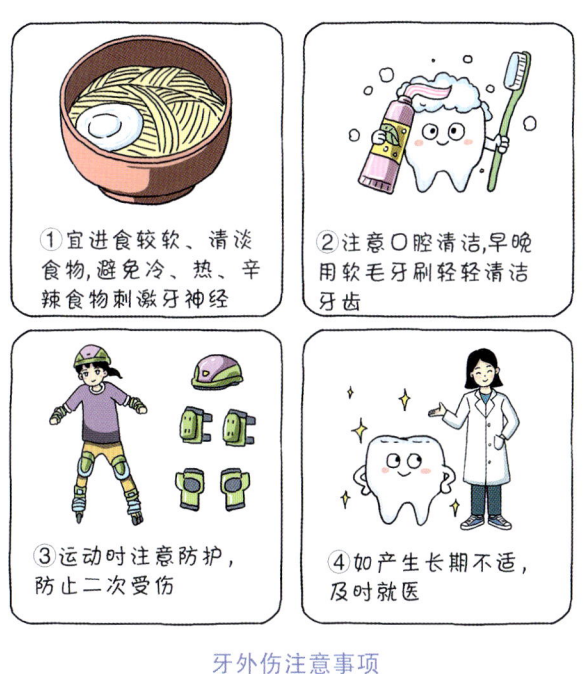

牙外伤注意事项

五 错𬌗畸形小知识

1. 错𬌗畸形的表现

错𬌗畸形一般是指在生长发育过程中，由遗传因素和环境因素导致的牙齿、颌骨、颅面的畸形，也可以是在生长发育完成后，因外伤、牙周病等原因造成。错𬌗畸形的表现多种多样，主要分为三大类：一是个别牙齿错位，例如扭转、错位等；二是牙弓形态和牙齿排列异常，例如牙齿拥挤、牙齿间隙大、牙弓狭窄等；三是牙弓、颌骨、颅面关系异常，例如前牙反𬌗（地包天）、前牙深覆盖（上前牙前漂）、深覆𬌗（上下咬𬌗过深，短面型）、开𬌗（上下前牙咬不住）、开唇露齿（嘴巴闭不上）、颜面不对称等。

2. 错𬌗畸形的病因

错𬌗畸形的病因可分为遗传因素和环境因素两大类。其中环境因素又可分为先天因素和后天因素。我们能够注意和防范的主要是后天因素。

造成错𬌗畸形的后天因素包括口腔不良习惯、口腔功能异常及替牙期的局部障碍等，如不良唇、舌习惯，呼吸及吞咽功能异常，乳牙滞留、恒牙早失等。

（1）导致错𬌗畸形发生的常见不良习惯

生活中口腔不良习惯容易导致错𬌗畸形的发生吗？答案是肯定

的。那么哪些口腔不良习惯容易引起错𬌗畸形的发生呢？

1）吮指。也就是生活中常见的吃手的情况。当手指长期放在上下牙齿之间的时候，容易造成上门牙的外翻，形成大板牙、闭不住嘴或者前牙区开𬌗的情况。

2）咬唇。咬唇习惯分为咬上唇和咬下唇。咬下唇容易造成上门牙外翻、龅出，下巴后缩，闭不住嘴，侧面看面型较突；而咬上唇时下巴前伸，容易导致"地包天"、面中部凹陷。

3）咬物。有的青少年喜欢啃笔头、指甲等。长期存在这种不良习惯，容易造成牙齿局部的小开𬌗，局部的牙齿咬不住。

4）不良舌习惯。伸舌、吐舌、舔舌、顶舌等都是不良舌习惯。长期的不良舌习惯会造成牙齿向外错位、前突、牙缝、牙齿咬不拢或者"地包天"等错𬌗畸形，须及时纠正。

5）偏侧咀嚼。偏侧咀嚼有的时候是因为一侧有坏牙，牙齿脱落缺失。比如右侧的牙齿缺失时，只能用左侧的牙齿吃东西。时间久了，先是牙齿的错位，最后造成面部的不对称。

怎样破除口腔不良习惯呢？在日常生活中要合理膳食，多吃蔬菜水果，少吃含糖的食物，保持口腔卫生，保持良好的刷牙习惯，避免牙齿的龋坏脱落。要定期到医院进行涂氟和窝沟封闭治疗，预防龋齿的发生，以免一侧牙齿脱落后不得已进行偏侧咀嚼。

口腔不良习惯可因疲倦、饥饿、不安全感等复杂的生理、心理因素所引起，是一种无意识的行为。可以通过讲清道理，调动自身的积极性进行改正。如果不良习惯的改正十分困难，可到专业的医疗机构诊治，进行必要的干预。

(2) 导致错𬌗畸形发生的其他因素

1）多生牙。口腔内特别是上门牙间有多余的牙齿。多生牙多为畸形牙，它们占据了正常牙的位置，致使正常的牙齿出现错位或萌出障碍。

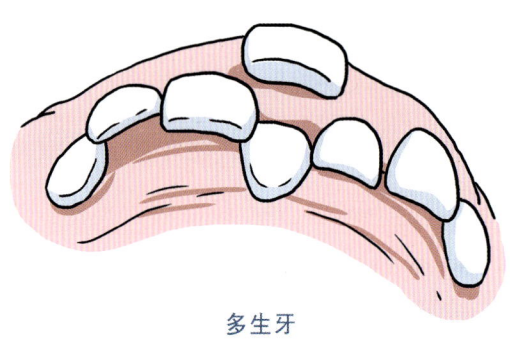

多生牙

2）唇舌系带异常。唇系带附着于上排中间两颗门牙之间的外侧牙龈和牙槽黏膜之间。如果随着年龄增长，唇系带没有退缩，就会导致上门牙之间出现较大的缝隙。

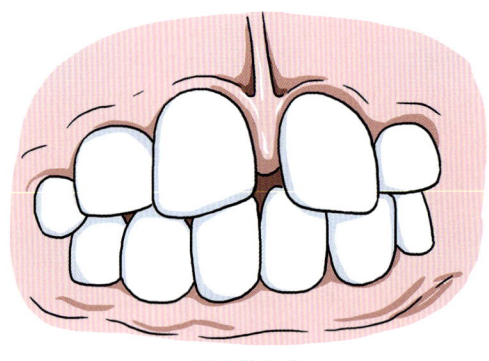

唇系带异常

舌系带先天性发育异常如舌系带过短，可使舌的正常活动受到限制，严重者舌头不能伸到口外，或不能接触上唇，影响吮吸和发音，甚至影响面型的发育。

3）乳牙早失。正常的恒牙列是在正常乳牙列的基础上，经乳恒牙替换而获得的。因此，乳牙期及替牙期的任何局部障碍，都可能是未来恒牙列中各种错𬌗的原因。

比如上颌前牙早失可造成前牙反𬌗，乳磨牙早失会造成第一恒磨牙近中移动，从而使牙弓长度缩短，造成后牙咬合关系紊乱以及第二前磨牙的萌出障碍。因此，乳牙早失要尽早干预。

4）恒牙早失。儿童生长的第一个恒磨牙，俗称"六龄齿"。该磨牙龋病发生率最高，拔除比例比其他牙齿高。从功能上说该牙又是最重要的磨牙，失去"六龄齿"导致牙齿排列不齐，而且矫治难度会加大很多，因此要特别重视对"六龄齿"的保护。

5）口呼吸。口呼吸常因慢性鼻炎、鼻窦炎、扁桃体炎或者腺样体肥大引起，鼻呼吸道阻塞，只能张嘴呼吸。长期口呼吸容易使下颌及舌下降、口周肌肉松弛、唇外翻、闭唇困难，形成面部畸形。发现口呼吸，应及时到专业的口腔科进行检查和早期干预治疗。

6）吞咽异常。吞咽动作是口腔正常的生理性功能活动，是一个需依靠口腔、舌体、口周肌肉、咽喉等各个部分协调参与才能完成的动作。正常吞咽时，口周咀嚼肌的收缩，可将上下唇自然闭合，舌体位于牙弓内侧。而在异常吞咽时，舌体仍然位于上下颌牙列之间，使上下颌牙齿不能够正常咬合，且上下唇亦不能正常闭合，牙弓内外侧失去了正常的动力平衡，因而易形成上颌牙弓前突及前牙开𬌗的畸形。如果舌体两侧置于上下颌后牙之间，会形成后牙的开𬌗畸形。

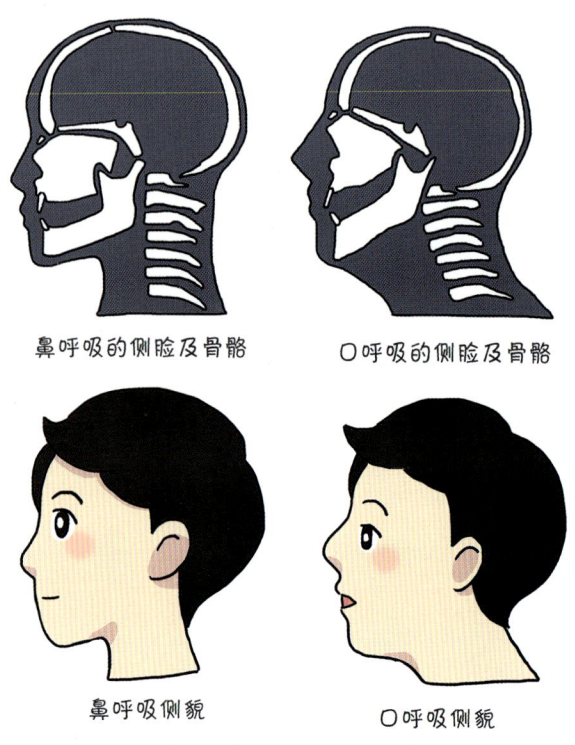

鼻呼吸与口呼吸面容比较

3. 常见的错㑊畸形

（1）反㑊

反㑊，俗称"地包天"，表现为个别或多数下前牙包住上前牙，也就是说下牙位于上牙前方。前牙反㑊对口腔功能、颜面美观和心理健康有较严重的影响，并且随患者的年龄增长症状逐渐加重。

五 错𬌗畸形小知识

 **小贴士**

反𬌗矫正的最佳年龄为：乳牙列，3~5岁；替牙列，女孩8~11岁，男孩9~12岁。错过最佳矫治时机的反𬌗，后期可能需要去正颌外科就医，也就是手术治疗。

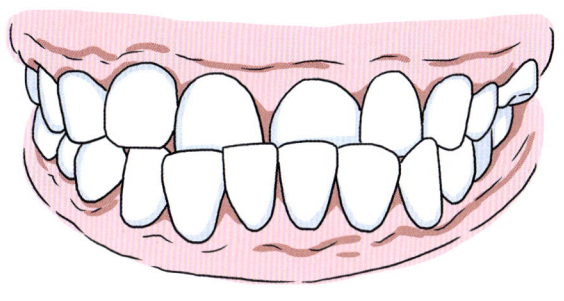

反𬌗示意

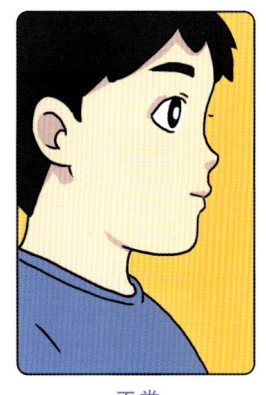 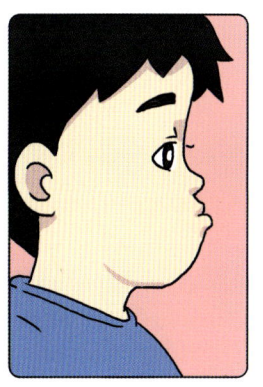

正常　　　　　　反颌

（2）偏𬌗

偏𬌗指的是上下颌牙齿或颌骨在水平方向上的错位咬合关系，表现为面部不对称、咀嚼效率低、颞下颌关节疼痛或弹响等。偏侧咀嚼习惯和单侧后牙龋坏，可引发偏𬌗的发生，应尽早改变不良习惯和干预治疗坏牙。

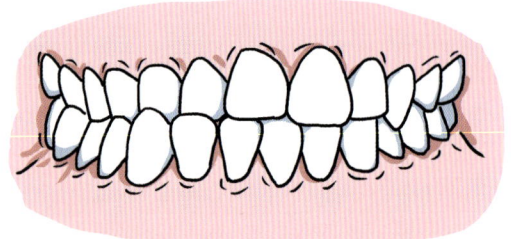

偏𬌗示意

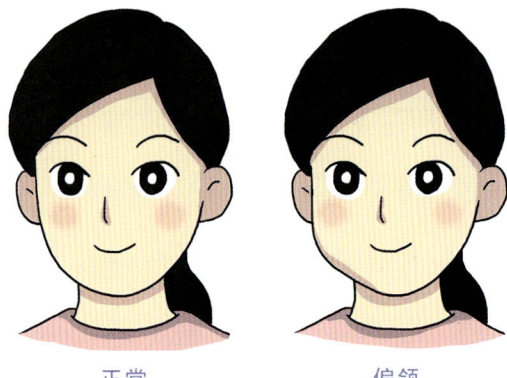

正常　　　　　　偏颌

（3）上颌前突

上颌前突即严重的"龅牙"，通常指上颌或牙齿前突向外倾斜，表现为上颌牙齿或整个上颌骨向前突出，导致嘴唇闭合困难、侧貌轮廓凸出等问题。

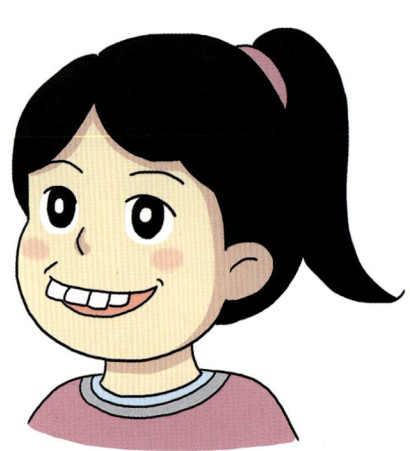

上颌前突

(4) 牙齿拥挤

换牙过程中一般牙齿轻度拥挤可观察，暂不处理；严重者表现为个别或多个牙齿在各个方向的错位、扭转、不齐。牙齿拥挤会妨碍局部牙齿的清洁而好发龋齿、牙龈炎等，还影响美观和心理健康。

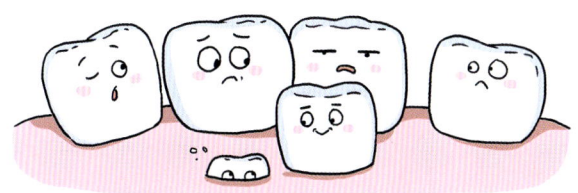

替牙期严重的牙齿拥挤

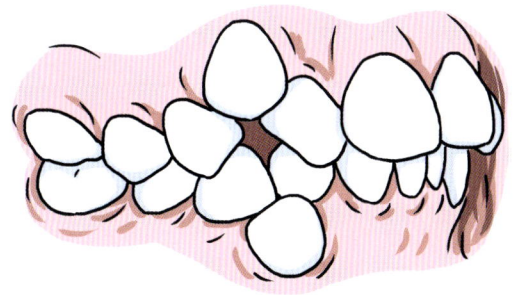

牙齿拥挤

(5) 牙列稀疏

牙弓内存在多余的间隙，常见于牙齿过小、颌骨较大、先天缺牙或舌体过大。

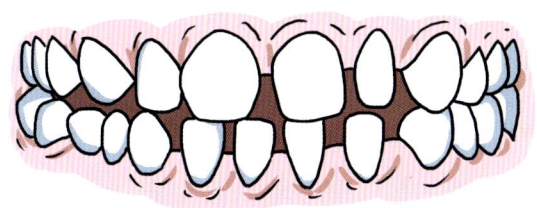

牙列稀疏

(6)下颌后缩

顾名思义就是下巴发育不足,小下巴。下颌相对于上颌位置后缩,常由趴桌子、杵下巴等不良习惯导致,影响面部美观,常伴有深覆盖(上下前牙水平距离过远)、双唇闭合困难。下颌后缩与遗传、不良习惯、颞下颌关节疾病相关。

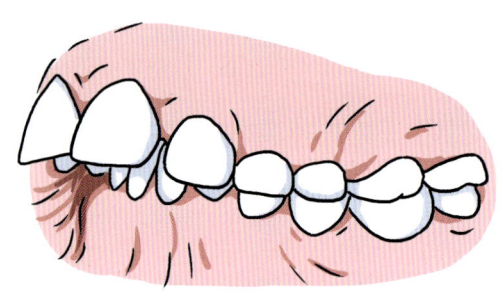

下颌后缩

(7)深覆𬌗

深覆𬌗即上下前牙咬合过深,上牙盖住下牙过深,甚至看不到下前牙。有时会咬伤上下牙龈,甚至影响面型的正常发育。

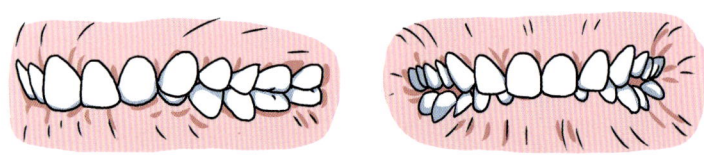

深覆𬌗示意

(8)开𬌗

开𬌗即前牙无接触,表现为上下前牙垂直方向上出现间隙,可能与吐舌习惯、吞咽异常或颌骨发育异常有关。开𬌗影响咀嚼功能、发音,对患者身心产生影响。

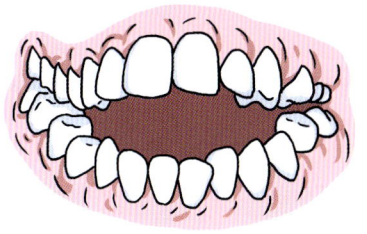 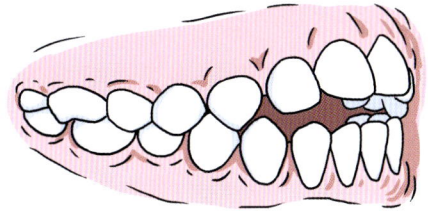

开𬌗示意

(9)锁𬌗

锁𬌗,也称跨𬌗,上颌牙弓完全宽于下颌牙弓(正锁𬌗)或上颌牙弓完全窄于下颌牙弓(反锁𬌗),上下颌后牙不能正常接触,没有研磨功能。

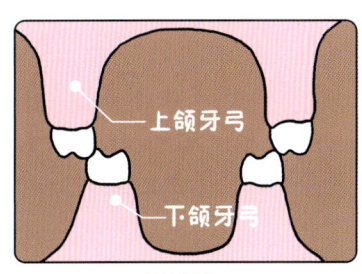 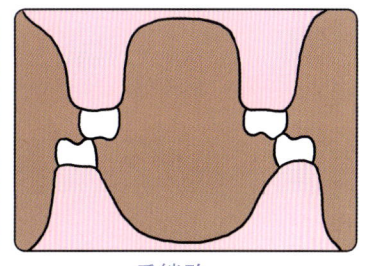

正锁𬌗　　　　　　　　　反锁𬌗

4. 错𬌗畸形的危害

(1)影响牙颌面发育

在生长发育过程中,有的错𬌗畸形将影响牙颌面软硬组织的正常发育,如前牙反𬌗不及时治疗,则上颌骨的发育会因为下颌牙弓的限制受到阻碍,下颌骨的发育也会因为没有上下牙弓的协调关系而过度向前生长发育,形成新月形面型。

(2)影响口腔健康

错位的牙齿常存在拥挤不齐等现象,刷牙效率就会降低。老是刷不干净牙齿,就容易引起一些牙齿疾病,比如龋病、牙周病等。

(3)影响机体的正常功能

严重的错𬌗畸形可能会影响口腔的正常功能。比如前牙开𬌗会造成发音异常,严重的下颌前突会造成吞咽异常,严重的小下颌会造成呼吸困难等。

(4)影响颜面美观

各类错𬌗畸形均可能影响颜面美观,可呈现开唇露齿、双颌前突、长面或者短面等畸形。

(5)对全身造成影响

比如一些错𬌗畸形使咀嚼功能降低,引起消化不良及胃肠疾病。此外,影响颜面美观的错𬌗畸形对于患者可造成不同程度的心理和精神障碍。

5.错𬌗畸形的预防

既然错𬌗畸形有那么多的危害,同学们该怎么去预防呢?

1)要注意口腔卫生,少吃甜食,养成良好的生活方式。

2)如果牙齿有龋坏,要尽早治疗。有缺牙要及时去医院看看,保持牙列的完整。

3)口腔不良习惯应尽早改变,适当吃粗粮或含有粗纤维的食物,促进颌骨正常发育。

4)乳牙早失要带间隙保持器,避免邻牙歪倒,影响恒牙正常萌出。

5)如果有耳鼻喉疾患(如腺样体、扁桃体肿大)应尽早治疗。

6.错𬌗畸形的治疗

(1)错𬌗畸形最佳治疗时间

一般情况下,正畸的最佳矫治年龄为12~14岁,乳牙全部替换完成。但存在"地包天"、严重的龅牙、小下巴等潜在的骨骼发育异常,乳牙的替换萌出异常,以及存在长期的口腔不良习惯且不能自行改正时,应尽早到医院就诊。

乳牙反𬌗最佳矫治年龄为3~5岁,骨性错𬌗的治疗最好在生长发育高峰期前进行,通常为10~12岁左右,但还要结合牙龄、骨龄。定期做口腔检查,否则若矫正错过最佳的矫治时机,可能需成人后正畸-正颌联合治疗,也就是手术治疗。

(2)错𬌗畸形的治疗方法

1)预防矫治。采取各种预防措施来防止畸形的发生,称之为预防矫治。如龋齿的早期治疗、口腔不良习惯的早期破除,滞留乳牙、多生牙的及时拔出等。

2)阻断矫治。通过简单的方法进行早期矫治,阻断畸形的发展,将颌面的发育导向正常,称为阻断矫治。如早期牙源性前牙反𬌗,使用简单𬌗垫矫治,防止向严重的骨骼畸形发展。

3)一般矫治。在临床矫治中最多见,根据不同牙齿畸形选用各类矫治器,如𬌗垫舌簧等活动矫治器、直丝弓固定矫治器、功能矫治器等。还有一些新的矫治器,比如舌侧矫治器、无托槽矫治器,这些又被叫作美观矫治器或者隐形矫治器。

4)正畸-正颌联合治疗。指对生长发育完成后的严重骨性牙颌面畸形,比如上颌前突、上颌后缩、下颌前突、下颌后缩等,单纯的矫正不能解决，需配合外科手术方法来矫正。外科矫正需要正畸科与口腔颌面外科医生共同合作完成，以保证其咬合关系及颌骨畸形均得到良好的矫正效果。

六 口腔自我保健小知识

口腔健康是全身健康的一部分,世界卫生组织(WHO)制定的口腔健康标准是"牙齿清洁、无龋洞、无疼痛感,牙龈颜色正常、无出血现象"。

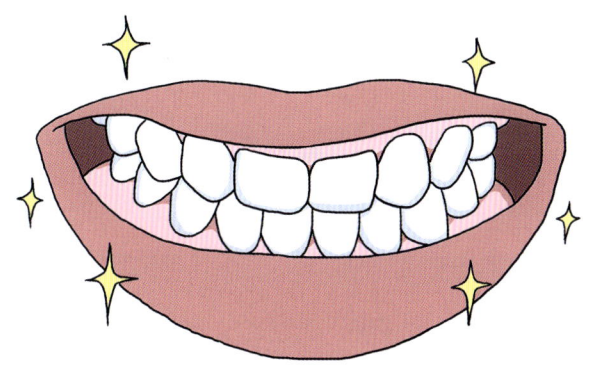

一口完美闪亮的牙齿

在现实生活中,龋病、牙龈炎、牙周炎是口腔科常见病,其中,青少年的口腔健康问题形势比较严峻,亟须指导青少年提高口腔健康意识,培养良好的口腔卫生习惯。

1. 正确刷牙

提到刷牙,青少年朋友肯定再熟悉不过了,从小到大妈妈口中一遍遍念叨督促我们每天都要刷牙。在这里呢,我想提几个问题:你认为刷牙的目的是什么?你会刷牙吗?你们平时都是怎样刷牙的呢?你的刷牙方式是否能有效清洁牙齿呢?带着这些问题,我们一起来学习吧!

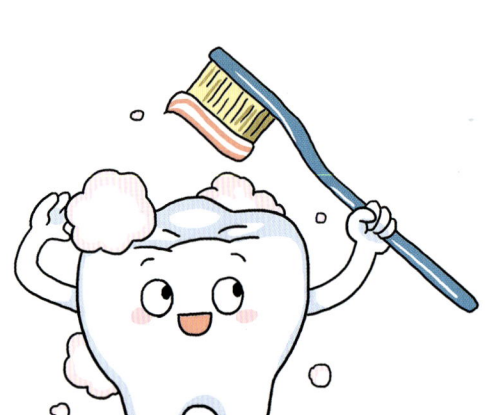

正确刷牙

（1）正确的刷牙方法

在"龋病小知识"一章中我们学习到牙菌斑是导致龋病的关键因素，而牙菌斑可以牢牢粘在牙齿表面，通过漱口很难把它冲洗掉，只有早晚正确刷牙才能清除它，从而有效预防龋病。

1）几种错误的刷牙方式。错误的刷牙方式不仅不能清洁牙齿，可能还会对牙齿造成损伤。

一是刷不对。主要指横着刷，跟锯木头似的，木头被锯到最后可是会断的哦！长时间横向刷牙会造成牙颈部严重磨损，形成牙齿楔状缺损甚至折断。牙齿损伤的同时，牙龈也会受到刺激。

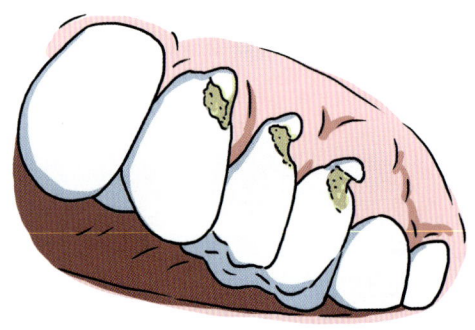

牙釉质损伤示意

二是刷不全。每颗牙有5个面，即唇侧、舌侧、咬合面及牙间隙的两个邻面。很多人为了个人门面，只刷前牙唇面，而忽视了对其他牙齿及牙面的清理。

六　口腔自我保健小知识

牙龈也是能刷的哦！破坏口腔健康的最大凶手——牙菌斑，喜欢待在接近牙龈的部位——龈沟，该位置也成了牙周病的重要病源地。

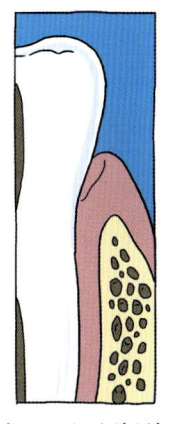
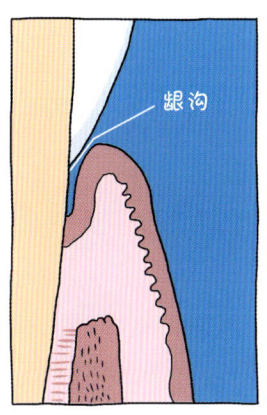

别因为牙龈出血而不敢刷牙龈：首先，健康的牙龈是不会刷两下就流血的；其次，牙龈出血，是因为牙龈周围"脏"了，牙龈发炎了。此时若不给予牙龈清洁，牙龈会越来越脏，越容易发炎，造成恶性循环。刷干净后，牙龈炎症消了，自然就不出血了。如果还是持续出血，可能就需要洗牙了。

三是刷牙时间不够。不要觉得刷牙时间长短无所谓哦。至少要刷够2分钟。刷牙时产生大量泡沫，会使我们产生"刷得差不多了"的错觉。不要被过量的泡沫所蒙蔽。

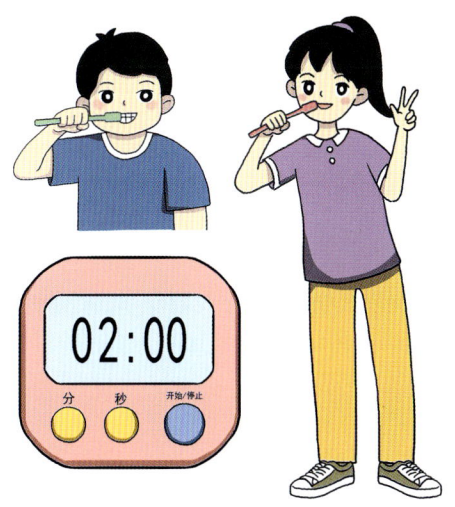

如果按照正确的方式刷牙，你会发现可能2分钟都不够刷呢。

四是只漱口。我们刷牙的目的是刷掉牙菌斑。牙菌斑像一块膜一样紧紧地粘在我们的牙齿上，光冲一冲，或者漱漱口，无法去掉，必须刷牙才能去除。

2）改良巴斯（BASS）刷牙法。这是目前国际推荐的一种刷牙方法，又叫水平颤动拂刷法。水平颤动主要是去除牙颈部及龈沟内的菌斑，拂刷主要是清除牙齿内侧和外侧面的菌斑，这样可做到有效清洁牙面。该方法一共分为六大步骤。

第一步，将牙刷毛放在牙龈和牙齿交界处，与牙面成45°角，轻轻加压使刷毛末端部分进入牙龈沟，部分置于牙龈上。

第二步，从右上后牙外侧开始，2~3颗牙为一组开始刷牙，短距离水平颤动10次左右，然后再拂刷。刷完第一个部位之后，再移到下一组2~3颗牙的位置重新放置，注意与前一部位保持有重叠的区域，继续刷下一部位，先刷牙齿的外侧，然后再刷内侧，按右上、左上、左下、右下的顺序刷完所有牙。

第三步，上下前牙内侧应将牙刷头竖直放置，使用刷头接触牙龈缘处牙面，上前牙内侧自上而下拂刷，下前牙内侧自下而上拂刷。

第四步，刷咬合面时将刷毛指向咬合面稍用力做短距离来回刷。

第五步，刷最后一颗牙的后面时，使刷头竖起，从最后一颗牙的舌面沿牙龈缘转过这个牙的后面到达颊面。

第六步，最后刷一下舌头。

刷完牙后舔一下牙齿，如果牙齿表面很光滑说明牙齿刷干净了。

六　口腔自我保健小知识

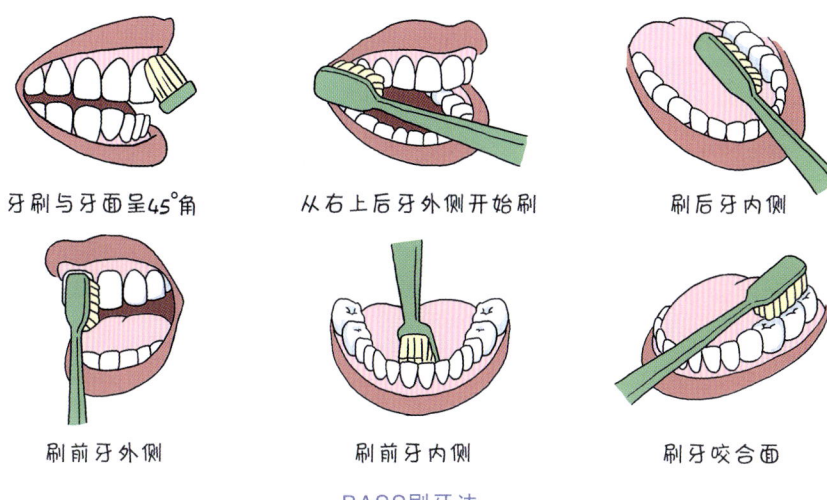

牙刷与牙面呈45°角　　从右上后牙外侧开始刷　　刷后牙内侧

刷前牙外侧　　刷前牙内侧　　刷牙咬合面

BASS刷牙法

3）刷牙的注意事项：①面面俱到。刷牙要按一定的顺序进行，牙面和牙面之间要有重叠，这样才不会有遗漏，把每个部位都刷干净。②容易忽略的部位。下牙舌侧、最后一颗磨牙的后面，这些部位刷牙时很难刷到，所以要给予特殊关照，以免遗漏。最后一颗磨牙的后面还可以用牙线清洁。③时间和频率。保证每天至少刷牙两次，晚上睡前刷牙更重要，可以清理口腔中残留的食物残渣，使我们不带着这些脏东西睡觉。早晨起床后再刷牙一次，保持口腔清洁。每次至少2分钟才能把每一颗牙齿清洁到位。

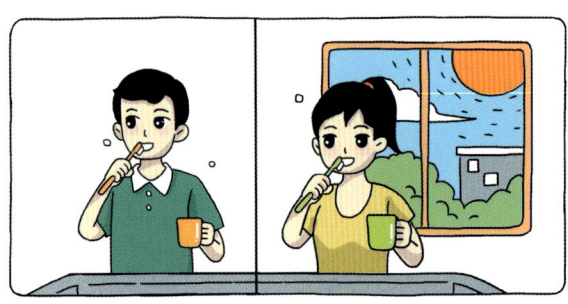

早晨刷牙

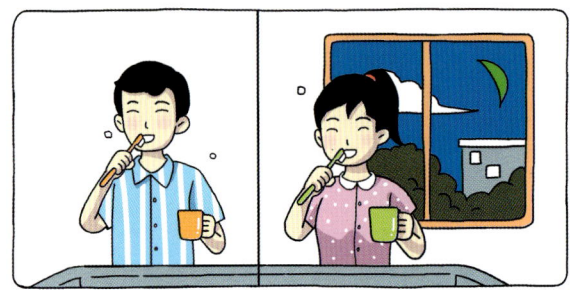

睡前刷牙

（2）正确选择牙刷

1）什么样的牙刷最好使？

一是刷头的选择。刷头的外形应光滑，无锋利边缘、无毛刺；刷头的形状和大小要因人而异，以刷头便于进入难刷部位为标准。

二是刷毛的选择。建议使用中软毛或者软毛牙刷。如果刷毛太硬，会很容易对牙齿和牙龈造成损伤。另外，超软毛牙刷因清除牙菌斑效果不佳，一般也不建议选择。

三是刷毛的排列。我们在选购牙刷时，刷头的刷毛排列应该是长度方向 10～12 束，宽度方向 3～4 束，各束之间有一定的间距。这样刷牙时既有利于有效清除牙菌斑，又便于牙刷本身的清洗。

四是刷柄的选择。刷柄要有足够的强度，能负荷刷牙时所用的力

六 口腔自我保健小知识

量,而不易形变与折断,且易干燥。刷柄的长度与宽度要便于握持,不易滑脱。

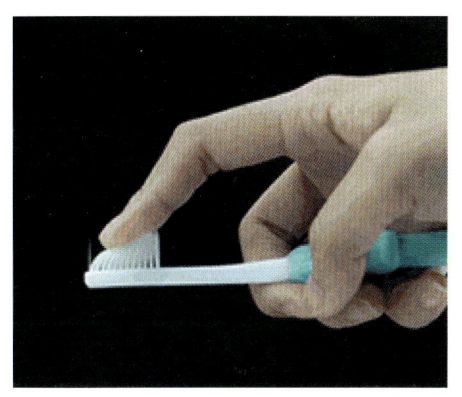
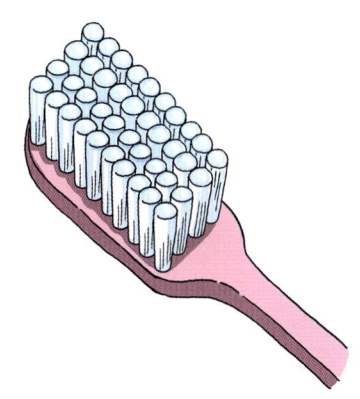

2)什么时候需要更换牙刷?

一是牙刷根部颜色变深时更换牙刷。牙刷根部的污垢会慢慢堆积,一旦发现牙刷根部颜色变深,就表明污垢积累较多,需要及时更换牙刷。

二是牙刷磨损变形时更换牙刷。当刷毛软塌,刷毛之间的距离明显变宽时,污垢更容易积淀在牙刷根部。出现这种情况时,最好立即更换牙刷。

三是每3个月至少更换一次牙刷。3个月是牙刷的最长寿命,因为牙刷长期处于潮湿状态,极易滋生细菌,这样会对口腔造成再污染。

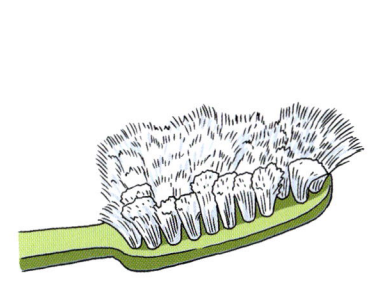
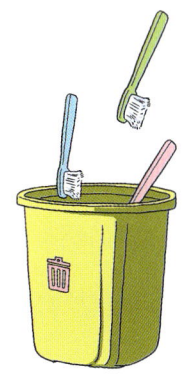

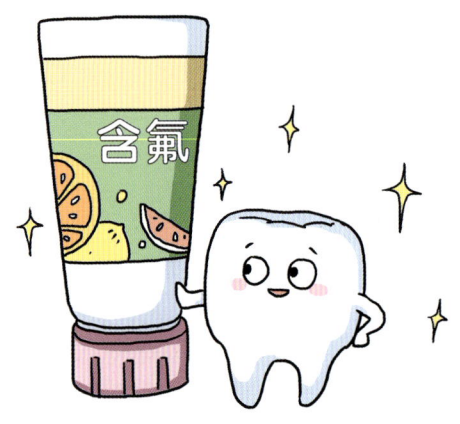

(3) 正确选择牙膏

1) 含氟牙膏到底好不好？不用怀疑，含氟牙膏一定是有好处的。《中国居民口腔健康指南》指出，含氟牙膏对于预防龋病（虫牙）是有效的，但是高氟地区的居民不适用含氟牙膏。

很多人担心长期使用含氟牙膏会导致氟斑牙。其实氟斑牙是在牙发育矿化期（6~8岁）摄入过量的氟才会引起的，如果你已经成年了，那是没问题的。

2) 家人不要共用牙膏。有些家庭全家共用一支牙膏，殊不知，很多口腔疾病可通过牙刷与牙膏口相互的摩擦而发生交叉传染。另外，一支牙膏也难以满足每个家庭成员的特殊口腔护理需求，比如儿童需要低含氟量的牙膏，老年人可能需要抗过敏功能的牙膏等，所以家庭成员最好都有自己的牙膏，而非共用一支牙膏。

相信青少年朋友已经对刷牙有了更加深刻的了解，希望青少年朋友能够选择合适的牙刷、牙膏，采用标准的刷牙方式，并带动家人和朋友一起正确刷牙。保护牙齿健康，从正确刷牙做起！

2. 正确使用牙线

刷牙可以有效地清洁牙齿表面的菌斑和软垢，而牙与牙之间的缝隙中每天也积攒了大量的菌斑和软垢，刷牙时牙刷毛很难伸到牙间隙中，该怎么办呢？这就需要牙线来清洁了。青少年朋友，你知道如何正确选择和使用牙线吗?

(1)认识牙线

牙线是一种由尼龙、丝线、涤纶等材质制成的细线,主要用来清洁牙齿及口腔。通常使用牙线能把邻面的牙菌斑刮下来,或者把塞在牙缝中的食物清除,预防口腔疾病的发生。

(2)牙线的种类

牙线根据功能设计及形态设计的不同,可以分为很多种类。生活中最常见的两种形态的牙线,分别是牙线棒和成卷牙线。

(3)牙线的使用方法

1)牙线棒的使用方法:把细线摩擦进去一个牙缝,直到牙龈,但不要用力过大。上下左右缓慢摩擦,牙线要与牙面呈"C"字形接触,才能使清洁面更大。

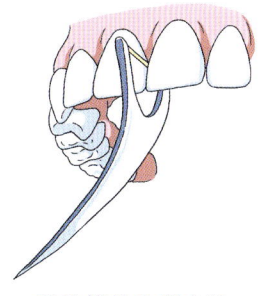

牙线棒的使用方法

2)成卷牙线的使用方法

第一步,取一段长 15~20 厘米的牙线,用双手的食指和拇指将线圈绷紧,两指间相距 1.0~1.5 厘米;也可两端并拢打结,形成一个线圈。

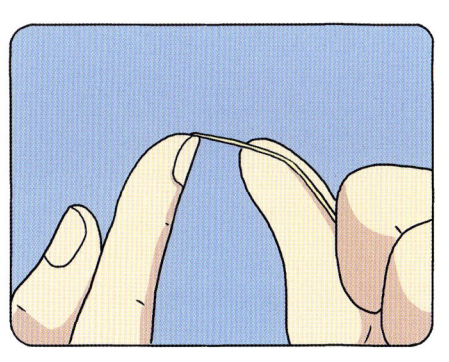

取一段牙线

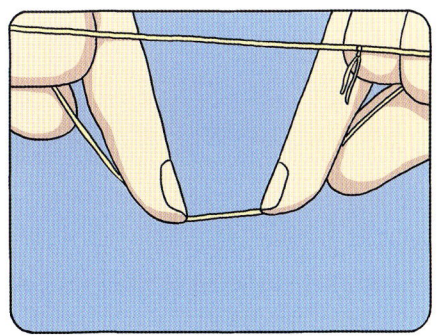

第二步,将牙线轻轻从咬合面通过两牙之间的接触点。如接触点较紧不易通过,可做颊、舌向拉锯式动作,即可通过,注意不要使用蛮力。

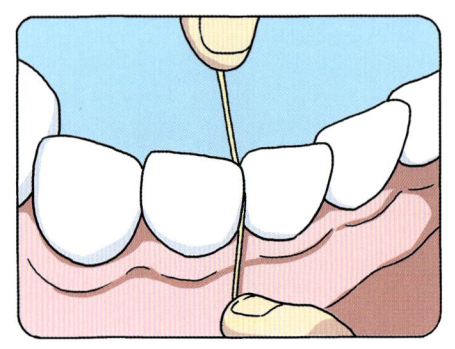

从两牙之间接触点进入牙间隙内

第三步,将牙线紧贴一侧牙面,呈"C"字形包绕牙面,使牙线与牙面接触面积较大。

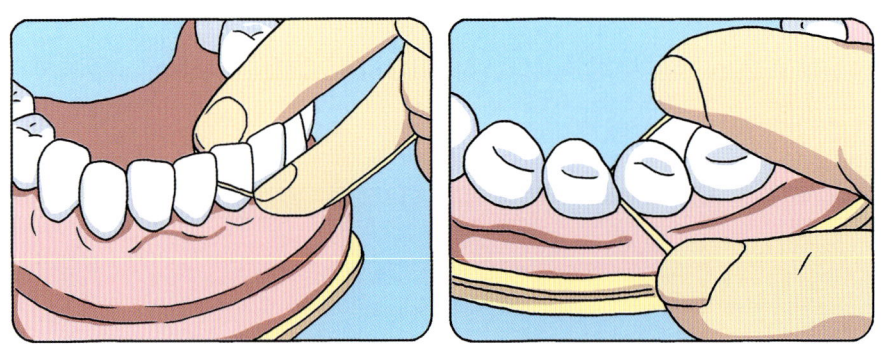

牙线紧贴一侧牙面,并呈"C"字形包绕牙面

第四步,牙线贴紧牙面并进入龈缘以下,由龈沟向咬合面方向移动,以"刮除"牙面上的菌斑,每个邻面重复3~4次。

六　口腔自我保健小知识

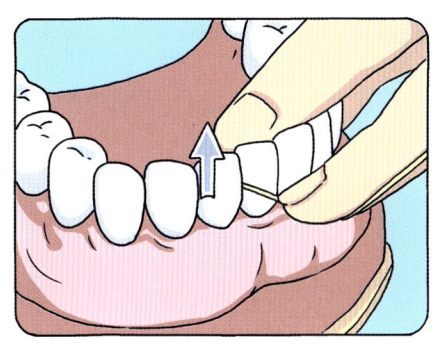

紧贴牙面并向咬合面移动,"刮除"菌斑

第五步,将牙线包绕该牙间隙中的另一侧牙面,重复第三、四步。

第六步,其他牙间隙的清洁重复第二至第五步。如此依次逐个将全口牙齿的邻面菌斑彻底清除,包括最后一颗牙的最后牙面。每清除完一个区域的菌斑后,以清水漱口,以漱净被"刮下"的菌斑。

(4)牙线相关问题

问题一　用牙线会不会损伤牙龈?会不会使牙缝变大?

正常的牙龈坚韧而富有弹性,合适的力度使用牙线是不会损伤牙龈的。很多人在刚使用牙线时会出现牙龈出血症状,主要是因为这些牙龈不是健康的牙龈,有炎症的牙龈容易出血,只有坚持使用牙线清除牙菌斑及残渣,才能使牙龈恢复健康。标准的牙线直径远小于最窄牙缝的宽度,正常的牙齿有一定的生理动度足以通过牙线,不会使牙缝变大。

问题二　每个人都需要用牙线吗?如果没有食物嵌塞,是否不需要用牙线?

原则上,有牙缝就需要使用牙线。如果牙缝太大,牙线使用效果会比较差。正常的牙齿都适合用牙线,即使没有食物嵌塞。牙线是用来清除牙菌斑、辅助刷牙的,可以增强口腔卫生效果。有条件的话,每次进食后都可以使用牙线。

3. 合理选择食物

平时要注意调整饮食结构,食物要粗细搭配,多吃含有钙、磷、维生素类的食物,以利于牙齿发育和钙化。平时注意多吃些瓜果蔬菜及其他富含粗纤维的食物,蔬菜富含的膳食纤维在咀嚼时可通过对牙面的机械性摩擦清洁牙齿表面,还可以刺激唾液分泌,以减少食物的黏附和牙菌斑的形成。这些富含粗纤维的瓜果蔬菜被称为天然"牙刷"和保护剂。少吃糕点等甜食,少喝可乐等碳酸饮料。可以多吃一些抗龋病的食物,例如香菇、大豆、燕麦、黑芝麻、奶酪等。

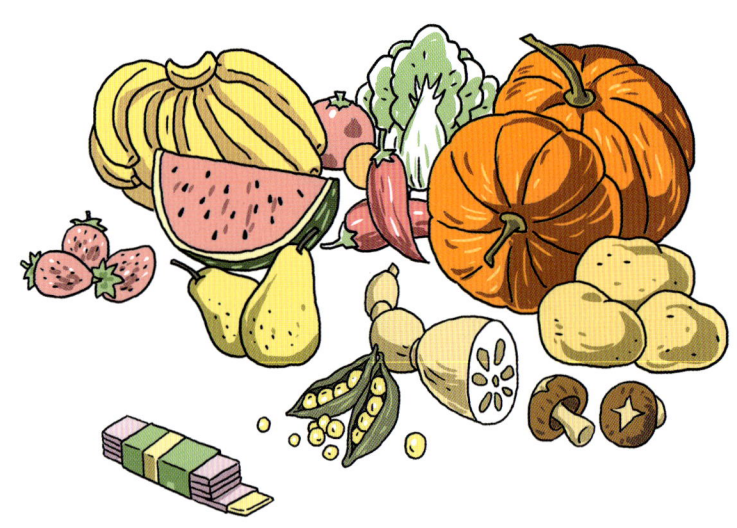

糖类是龋病的"祸根",要预防龋病必须控制食糖用量及频率。口腔中致龋的细菌可以利用蔗糖产生酸性物质,使牙齿脱矿形成龋洞。高频率进食可为口腔微生物持续提供营养,并维持酸性环境,使牙长时间处于脱矿状态。因此,要控制摄糖的频率和数量,吃完含糖食品要及时刷牙,减少糖停留在牙面的时间。

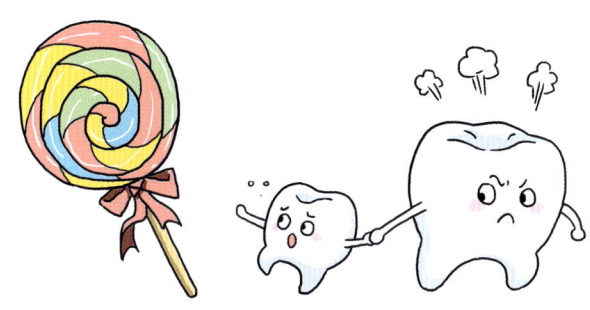

4. 睡前刷牙后不再进食

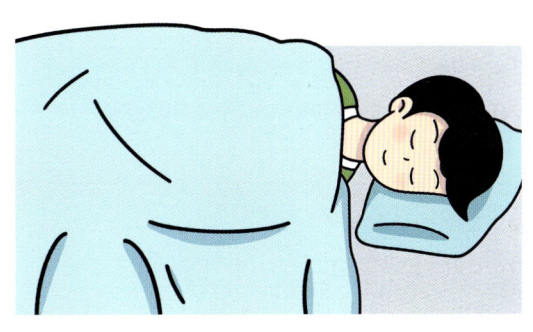

口腔细菌在人睡着的时候最活跃,故睡前不要吃甜食、喝加糖的饮料和牛奶。睡前刷牙后不再进食,不为细菌提供营养。睡眠时人的口腔唾液分泌量最少,口腔的自洁作用差,如果刷牙后再进食,那么刷牙就没有意义了。

5. 杜绝吸烟

在日常生活中,很多人都没意识到,吸烟对口腔健康有着巨大危害。

1)吸烟时,香烟中的焦油、尼古丁等成分会在牙齿表面逐渐形成一层黏性物质,从而引起牙齿染色,而且很难清除,严重影响美观。

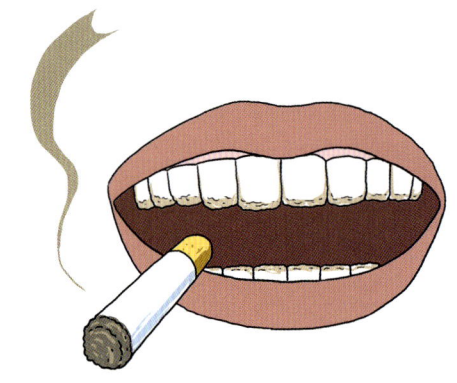

烟牙

2)香烟中的尼古丁会使血管收缩,减少牙龈等牙周组织的血液供应,降低牙周组织的抗感染能力。长期吸烟会严重破坏牙周组织。有研究表明,吸烟者患牙周炎的概率比不吸烟者高出数倍。

3)烟草燃烧产生的大量挥发性硫化物,是口臭的重要来源。

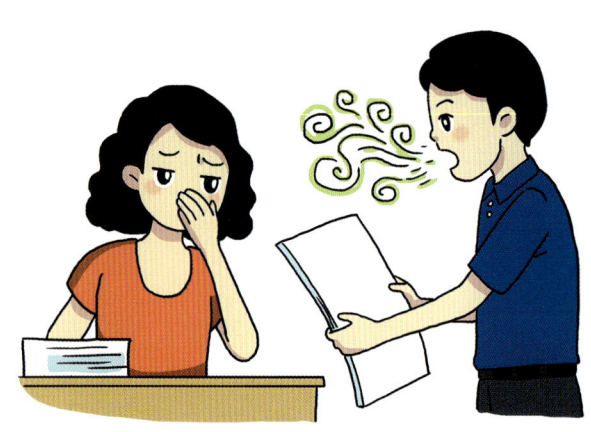

口腔异味

4）烟雾中的多种有害物质,如苯并芘、甲醛等,具有很强的刺激性和细胞毒性,会持续刺激口腔黏膜,长期吸烟可能引起口腔黏膜白斑、红斑等疾病。若不及时干预,部分患者可能会发展为口腔癌。世界卫生组织已明确将吸烟列为口腔癌的主要危险因素之一。

5）孕妇吸烟或被动吸烟,胎儿口腔颌面部畸形的风险会提高。

吸烟对口腔健康的危害是多方面且严重的。为了拥有健康的口腔,一定要摒弃吸烟的不良习惯,杜绝吸烟对我们口腔健康造成的危害。

6. 拒绝槟榔

槟榔是很多人眼中的"提神佳品",且对于青少年来说市场管控没有烟草那么严格,成为很多青少年的心头所好,但小小的槟榔对于口腔来说,危害却是很大的。

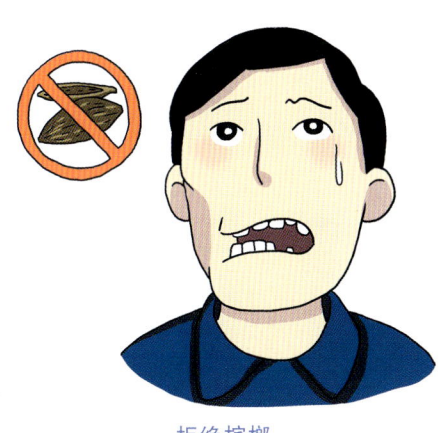

拒绝槟榔

咀嚼槟榔时,槟榔纤维的摩擦会造成口腔黏膜损伤;同时,槟榔块中有多种致癌因子。长期咀嚼槟榔,会导致损伤迁延不愈,然后黏膜发生纤维化病变,变得没有弹性,影响张口,甚至可能诱发口腔癌。隶属于世界卫生组织的国际癌症研究中心已经认定槟榔为一级致癌物。

由于槟榔具有成瘾性,且危害也已被证实,所以最好的办法就是管住自己的好奇心,自始至终拒绝槟榔。

7. 关注"智齿"健康

智齿是指人类口腔内上颌及下颌的第三颗磨牙。它一般在17～21岁（或更晚）萌出，此时人的生理、心理发育都较成熟，因而被称为"智齿"。

由于智齿萌出时间相对较晚，常因邻牙、骨或软组织的影响而萌出受阻，成为阻生齿。此时智齿就像一颗"定时炸弹"潜伏在口腔里，对我们的口腔卫生健康造成危害。

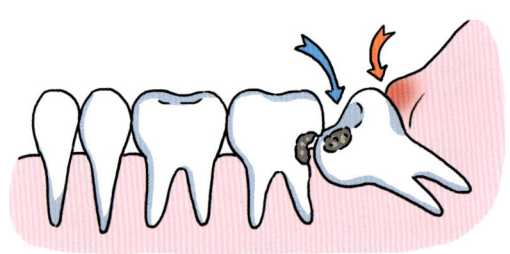

阻生齿

（1）阻生智齿的常见危害

1）智齿冠周炎。有一些青年患者，没有任何牙齿发生龋坏，却出现后牙区的牙龈肿痛，还伴有流脓，严重时可能半边脸肿胀、张口困难、发热等。这大概率是智齿"发炎"了。如果不及时治疗还会引起更严重的并发症，如导致面颊瘘。

2）邻牙损伤。阻生牙与相邻功能牙关系比较紧密，易造成食物嵌塞或者挤压前牙的现象，导致邻牙龋坏（蛀牙）或者牙体组织被压迫吸收，好牙就这样"无辜躺枪"。

3）引起颌骨囊肿。部分长期滞留的阻生齿，其周围可能会形成牙源性囊肿或者肿瘤,逐渐侵蚀颌骨,引起颌面部的病变甚至畸形;一些严重的牙源性肿瘤,所造成的巨大骨吸收,甚至需要进行截骨手术。

4)影响咬合和颞下颌关节。阻生智齿就像一块磐石,顶着相邻牙齿,导致牙齿排列不齐或者咬合错乱,长此以往还可能诱发颞下颌关节弹响、耳朵前的关节区疼痛,甚至出现张口偏斜或者张口度变小等颞下颌关节紊乱病的表现。

(2)智齿是否一定要拔除

智齿拔除与否,并不是简简单单看一下科普书就能决定的,一定要前往正规的口腔诊疗机构就诊,通过检查和评估,来选择是否拔除。

在临床诊疗中,一般反复发炎且无法萌出的、导致邻牙龋坏或者损伤的、有潜在形成囊肿风险的、影响正畸治疗的,是需要拔除的。

有一些智齿则由于某种特殊原因可以暂时保留,比如可正常萌出并发挥咀嚼功能的智齿,可通过牙移植术、正畸治疗等被利用起来的智齿,完全埋伏于骨内且无任何症状、与邻牙有骨间隔且不相通的智齿。

(3)温馨提示

1)早检查早干预。青少年时期,是智齿开始牙冠发育并逐渐萌出的时期。该年龄段的人可进行口腔检查及通过拍牙片评估智齿状态,选择合适的治疗方案。

2)别等疼了再处理。无症状的智齿也可能暗藏危机,不能因为担心拔牙疼痛而选择逃避,一定要找专业的口腔医生进行判断。

3)拔牙并不可怕。如今高效麻醉药的应用、微创拔牙技术的开展以及合理的围手术期用药,都可大幅减轻智齿拔除后的肿痛,降低手术风险。

总之,智齿虽小,隐患却大!别让智齿毁了满口的健康!

8. 定期进行口腔检查

青少年时期口腔环境复杂多变,牙齿正在替换或者刚刚换完,如果不注意口腔卫生,就容易出现各种口腔问题。而且很多口腔疾病早期症状不明显,青少年自己不易察觉。为了预防口腔疾病,需要做定期口腔检查。

什么是定期口腔检查呢?定期口腔检查是指每间隔一定时间找口腔专科医生进行全面的"口腔体检"。也就是说,即使没有自我感觉的口腔问题,也需要进行口腔检查,而不是有牙疼、牙龈出血等症状出现时才去看口腔医生。专业的口腔医生会通过视诊、探诊、叩诊等方法,检查牙齿、牙龈、口腔黏膜等部位,必要时借助影像学检查来协助做出临床判断。

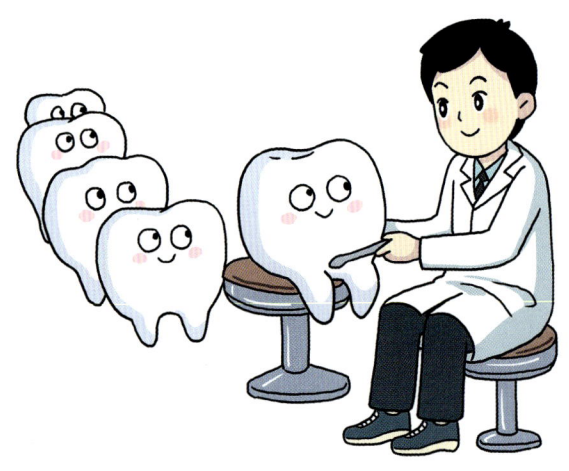

定期口腔检查

通过定期口腔检查,医生会评估你的口腔健康状况,如早期发现小的龋洞,可以进行简单的补牙治疗,控制口腔疾病的发展。牙齿长得不整齐或颌骨发育畸形也是一样,及早干预,事半功倍。因此,我们建议青少年每半年至一年进行一次口腔健康检查,以便及时发现口腔问题,做到早发现、早诊断、早治疗。

  只要我们掌握科学的方法,做好定期口腔检查,必要时每年洁齿一次,就能达到很好的防治口腔常见疾病的效果。青少年时期既是长身体又是长知识的重要阶段,养成良好的口腔卫生习惯,做好口腔保健,必将获益终生。

参考文献

[1] 李刚.《中国居民口腔健康指南》解读[M].北京:中国医药科技出版社,2010.

[2] 中国牙病防治基金会.中国居民口腔健康行为指南[M].北京:人民卫生出版社,2015.

[3] 刘萍.儿童口腔健康指导[M].北京:人民卫生出版社,2010.